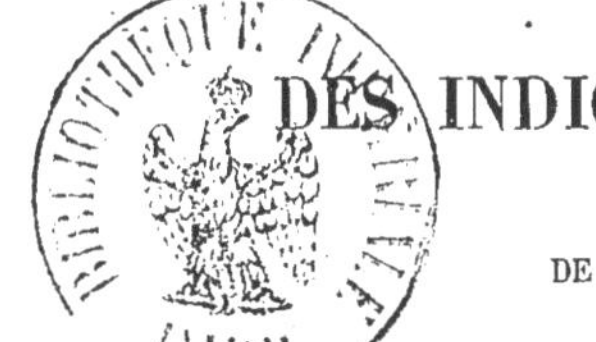

DES INDICATIONS

DE

L'EMPLOI DU CALOMEL

DANS LE

TRAITEMENT DE LA DYSENTERIE

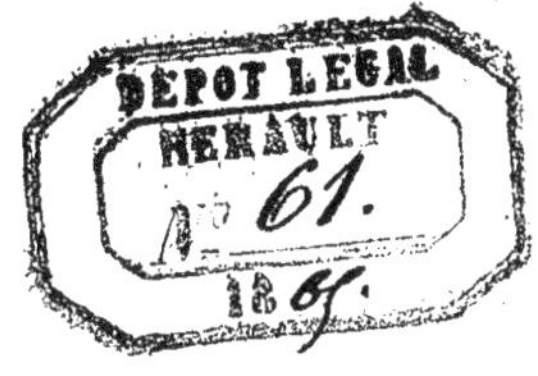

DES INDICATIONS

DE

L'EMPLOI DU CALOMEL

DANS LE

TRAITEMENT DE LA DYSENTERIE

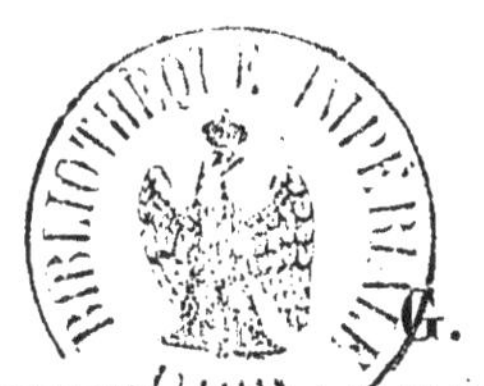

PAR

G. PÉCHOLIER

PROFESSEUR-AGRÉGÉ A LA FACULTÉ DE MÉDECINE DE MONTPELLIER, EX-PROFESSEUR DE CLINIQUE INTERNE A L'ÉCOLE PRÉPARATOIRE DE MÉDECINE D'ALGER, MEMBRE TITULAIRE DE L'ACADÉMIE DES SCIENCES ET LETTRES DE MONTPELLIER, ETC.

PARIS

P. ASSELIN, LIBRAIRE, GENDRE ET SUCCESSEUR DE LABÉ
Place de l'École-de-Médecine.

MONTPELLIER

PATRAS, rue du Gouvernement, 1. — COULET, Grand'rue, 5.

1865

DES INDICATIONS

DE

L'EMPLOI DU CALOMEL

DANS LE TRAITEMENT

DE LA DYSENTERIE

I.

Je ne viens pas ici, enthousiaste d'une panacée contre la dysenterie, en établir par des chiffres l'excellence. Plus je vais, plus je crois que, tout en restant fidèle aux saines doctrines de l'Hippocratisme, il faut tenir compte des progrès de la science moderne; mais plus aussi je suis convaincu que le numérisme est une méthode illogique et stérile. Il ne manque pas aujourd'hui, en tous pays, de médecins qui pensent ainsi ; mais on ne saurait trop le redire, pour vaincre encore quelques obstinations et stimuler un petit nombre de retardataires.

Quel est donc le but que je me propose?

Chargé, à la fin de juillet et pendant les mois d'août, septembre et octobre 1864, du service de la clinique médicale à l'hôpital Saint-Éloi, j'ai été appelé à donner des soins à un grand nombre de dysentériques. L'idée m'est alors venue d'essayer, sur une assez vaste échelle, contre cette maladie, le calomel, si fort vanté en Angleterre et si peu usité en France. J'ai cru que ce moyen thérapeutique avait des admirateurs trop passionnés et des détracteurs trop ardents, pour n'être pas tour à tour très-utile ou très-nuisible suivant qu'on en fait ou non un emploi rationnel. Quelles sont ses indications, quels sont ses inconvénients? C'est là ce que j'ai cherché à déterminer, et ce que j'exposerai dans le présent mémoire.

Un mot tout d'abord sur les conditions dans lesquelles s'est trouvée placée mon expérimentation, et sur la nature des cas que j'ai été appelé à traiter.

Dans sa remarquable *Histoire des maladies épidémiques*, le docteur Ozanam résume ainsi son opinion sur l'étiologie de la dysenterie : « D'après les relations que nous venons de rapporter, nous voyons que la dysenterie se manifeste dans tous les climats, dans toutes les saisons, qu'elle n'épargne ni âge, ni sexe, ni condition. » C'est bien là une de ces conclusions négatives telles que le numérisme excelle à en formuler. Substituant à des analyses délicates de fausses synthèses, il prouve tout ce qu'on veut ou plutôt ne prouve rien du tout. Fort heureusement, avant que l'on sût si mal compter, on avait su observer, et l'expérience de nos pères nous a transmis cette vérité clinique que nous pouvons tous les ans vérifier : « la dysenterie est surtout une maladie des climats chauds et des saisons chaudes. » Dans le service d'été de l'hôpital Saint-Éloi, je devais donc m'attendre à soigner un grand nombre de dysentériques. Comme l'été de 1864 a été très-chaud et surtout longtemps chaud, l'épidémie observée par moi a eu une certaine intensité, et je ne porte pas à moins de soixante le nombre des sujets que j'ai été appelé à soigner.

En dehors de l'action produite sur le corps humain par les chaleurs excessives, deux circonstances particulières contribuent puissamment chaque année à multiplier dans les salles de l'hôpital Saint-Éloi le nombre des dysentériques.

Les militaires du régiment du génie, dont l'effectif est toujours considérable à Montpellier, et dont un grand nombre d'hommes, venant du Nord, ne sont pas encore acclimatés à nos chaleurs, sont soumis pendant l'été aux rudes travaux du polygone. Là, malgré une surveillance bien entendue, ils recherchent avidement les occasions de se rafraîchir au moment où leur corps ruisselle de sueur. Boire à longs traits de l'eau fraîche, se coucher à l'ombre et y dormir, deviennent leurs plus chères habitudes. La diarrhée et la dysenterie ne sont que trop souvent la suite de pareilles imprudences.

A cette cause de dysenterie s'en ajoute une autre, qui exerce son influence, non-seulement chez tous les soldats de notre garnison, mais encore dans toute la population pauvre. Notre territoire produit très-peu de fruits. La plupart de ceux qui sont vendus sur le marché viennent de loin, sont verts et d'une très-mauvaise qualité. Ces mauvais fruits sont, bien entendu, les seuls que les soldats puissent se procurer, et trop souvent ils suppléent à la qualité par la quantité. De là des indigestions, des irritations intestinales, des dysenteries.

Les circonstances qui précèdent rendent compte de la nature des dysenteries que nous observons tous les étés à l'hôpital Saint-Éloi, nature sur laquelle nous sommes obligé de nous expliquer en passant.

Qu'est-ce que la dysenterie? Notre réponse entraînerait de bien grands développements, si déjà ne commençait à être vulgarisée, même loin de chez nous, la notion sous laquelle l'École de Montpellier envisage les maladies rangées ailleurs dans la grande classe des *inflammations*.

A la question que nous venons de poser, le docteur Morehead, qui a fait sur les maladies de l'Inde un livre justement estimé [1], donne la solution suivante :

« La dysenterie est l'inflammation plus ou moins étendue, plus ou moins aiguë de toutes les parties constituantes de la membrane muqueuse du gros intestin. »

Une telle définition serait évidemment celle de tous les disciples de l'école organicienne. Si nous avons été la prendre dans Morehead, c'est qu'elle nous a grandement étonné dans le livre d'un médecin anglais, non soumis aux exigences systématiques de cette école, et ayant pratiqué la médecine dans des climats chauds, où il a été à même de connaître à fond la maladie dont nous nous occupons.

Pour notre part, nous ne pouvons accepter sans réserve une pareille manière de voir. Il est certain qu'en tenant compte de l'appareil symptomatique et des résultats nécroscopiques, on trouve ordinairement dans la dysenterie grave tous les caractères de l'inflammation : douleur, rougeur, chaleur, tuméfaction, ramollissement et même destruction des tissus, formation de produits nouveaux, rien ne manque. Je crois bien que dans les dysenteries bénignes la lésion ne dépasse pas la période fluxionnaire ; néanmoins dans beaucoup de cas, il faut le reconnaître, l'inflammation se produit.

Mais si, dans la détermination de la nature d'une maladie, les symptômes et les révélations de l'anatomie pathologique étaient seuls consultés, et si l'on devait en conséquence ne voir dans la dysenterie qu'une hyperémie et une inflammation, il en résulterait que le traitement antiphlogistique le plus rigoureux et le plus sévère conviendrait seul à cette maladie. Or, l'expérience de

---

[1] *Clinical researches on diseases in India*, par C. Morehead. London, 1856. — Cet ouvrage n'a point encore été traduit, mais M. Le Roy de Méricourt en a présenté une analyse très-bien faite, dans le tome XIV de la 5e série des *Archives générales de médecine.*

la plupart des médecins et de tous les pays répond ici par la négative. L'opium, cet excitant par excellence du système sanguin, ainsi que je me propose de le démontrer bientôt, après Brown, est journellement employé avec succès contre l'espèce morbide qui nous occupe. Les purgatifs et les vomitifs., ces irritants incendiaires aux yeux de Broussais, le sont tout autant.

C'est que, dans la dysenterie comme dans toutes les inflammations, il faut séparer, tout au moins par abstraction, l'acte morbide *phlogose* de ce qui lui donne naissance, de sa cause, l'état morbide, lequel peut être de nature très-variable. On voit alors que la dysenterie est suivant les cas subordonnée à divers états morbides, aux affections inflammatoire, bilieuse, catarrhale, etc. Morehead, lorsqu'il écrit que la dysenterie est une inflammation et qu'il n'ajoute pas à ses paroles le commentaire que nous venons de présenter, n'est pas plus dans la vérité qu'Hufeland, disant de la même maladie : « C'est le rhumatisme du gros intestin[1]. »

Nous croyons inutile d'insister davantage sur ce point, car une telle manière de voir trouve maintenant des adhérents partout, en France du moins. On n'admet pas plus aujourd'hui la dysenterie toujours inflammatoire, qu'on n'admet cette pneumonie, constamment identique à elle-même, dans tous les individus, dans tous les pays et dans toutes les époques, et amenant nécessairement avec elle l'idée des saignées à outrance. Si, du reste, tous nos lecteurs n'étaient pas encore convertis à la doctrine de la diversité de nature des maladies rangées autrefois pêle-mêle dans la grande famille des inflammations, nous nous permettrions de les renvoyer à l'un de nos premiers travaux, où nous croyons avoir mis hors de doute ce point de doctrine, à une époque où il soulevait encore beaucoup plus de contradicteurs[2].

---

[1] *Manuel de médecine pratique*, pag. 379.

[2] *Des rapports entre les lésions anatomiques et les affections morbides, considérés surtout dans la pneumonie.* Montpellier, 1856.

La dysenterie pouvant être de nature variable, suivant les pays, suivant les saisons et suivant les constitutions médicales, nous devons nous demander de quelle nature est celle qu'on observe d'ordinaire à Montpellier, pendant l'été.

Ce sont les causes qui assignent surtout aux maladies leur véritable génie. Or, celles que nous avons signalées pour nos dysentériques sont, en première ligne, l'action prolongée d'un climat chaud, le refroidissement subit ou graduel du corps couvert de sueurs, enfin l'ingestion d'une quantité plus ou moins considérable de fruits verts. Ces trois causes donnent à nos dysenteries d'été le cachet catarrhal et bilieux.

Les symptômes observés chez nos dysentériques concordent très-bien avec les causes, et se groupent ordinairement sous deux types principaux :

1° Fièvre ordinairement légère, frissons alternant avec des bouffées de chaleur, pouls dépressible, quelquefois toux, douleurs abdominales très-vives, ténesme intense, évacuations alvines très-fréquentes et très-peu copieuses, consistant en quelques gouttes d'une sanie sanguinolente : tels sont les principaux signes du type *catarrhal*.

2° Ordinairement apyrexie et quelquefois un peu de chaleur âcre à la peau, goût fade ou amer, nausées et même vomissements, langue large et sale, fréquemment jaune, ovale inférieur du visage jaunâtre, hypochondre droit parfois endolori, douleurs abdominales et ténesme moins intenses que dans le cas précédent, évacuations alvines où le mucus et le sang des selles dysentériques sont assez souvent colorés par un peu de bile : tels sont les principaux signes du type *bilieux*.

Mais, de même que les causes que nous avons signalées se fusionnent parfois, de même aussi se fusionnent les symptômes des deux types que nous venons de décrire. Tantôt dans le mélange prédomine le type catarrhal, et tantôt le type bilieux.

Le traitement antiphlogistique énergique est rarement de mise contre ces dysenteries. Les saignées générales sont proscrites, à moins d'une complication d'éréthisme sanguin, qui ne se présente que dans un très-petit nombre d'exceptions. Les sangsues ou les ventouses scarifiées sont beaucoup plus fréquemment utiles quand domine l'élément catarrhal, et qu'il existe une irritation prononcée de la muqueuse gastro-intestinale. Les sudorifiques, les émollients et surtout l'opium, complètent la série des principaux moyens à opposer contre cet élément. Mais l'élément bilieux est plus souvent au premier plan que l'élément catarrhal, et c'est alors que triomphe la médication évacuante, et que les vomitifs et les purgatifs produisent des effets héroïques.

Nous ne rappelons toute cette suite d'idées, qui nous semble aujourd'hui au-dessus de toute contestation, que pour en arriver, par une filière logique, aux faits qui servent de fondement à ce mémoire.

En observant attentivement les malades confiés à nos soins, nous ne tardâmes pas à trouver des cas où l'élément catarrhal et l'élément bilieux étaient associés et compliqués l'un par l'autre, d'une manière qui rendait le traitement difficile. Si les évacuants étaient indiqués par la constitution médicale et certains symptômes nettement accusés, ils étaient contre-indiqués par d'autres symptômes tout autant dessinés. Voici ce qui se passait :

Les malades avaient le teint et la sclérotique plus ou moins jaunes, de l'anorexie, des nausées ; la langue était sale et parfois jaunâtre à la base, l'hypochondre droit en certains cas douloureux. Ce cortége de symptômes faisait aussitôt penser à l'emploi d'un vomitif ou d'un purgatif. Mais, en même temps, il y avait de la fièvre, la peau était chaude, le pouls fréquent, le pourtour de la langue rouge, l'enduit buccal adhérent, les douleurs abdominales vives, les matières rendues brûlantes et très-peu copieuses ;

il existait, en un mot, une irritation, non de nature inflammatoire, mais de nature catarrhale, qui faisait redouter les effets des évacuants. Que faire? Appliquer des sangsues, employer les émollients et attendre avant de purger la fin de l'état d'irritation? Cette conduite était sage, nous l'avons tenue plusieurs fois avec succès. Mais, tout d'abord, le pouls dépressible indiquait qu'il fallait peu insister sur les évacuations sanguines, qui auraient pu amener de la faiblesse et prolonger la convalescence. D'une autre part l'irritation tombait lentement; elle était même entretenue par les saburres intestinales immobilisées par la constipation, qui est de règle dans les dysenteries.

C'est alors que, n'osant employer aucun autre purgatif, nous songeâmes au calomel, si fréquemment usité dans l'Inde anglaise et dans nos colonies intertropicales. Il nous sembla que ce médicament pourrait purger sans irriter, et que même il abattrait le léger éréthisme sanguin inséparable de l'état catarrhal. L'événement, hâtons-nous de le dire, justifia notre attente. Le succès fut même plus brillant que nous ne l'avions *à priori* espéré. C'est ce qui nous a décidé à publier nos observations et à les faire suivre d'un commentaire dans lequel nous espérons arriver à préciser, peut-être mieux qu'on ne l'a fait jusqu'à aujourd'hui, les indications de l'emploi du calomel dans le traitement de la dysenterie.

II.

Le calomel a été administré par nous à plus de vingt dysentériques. Comme tous ces malades ont été atteints à la même époque, à peu près dans les mêmes conditions et sous l'influence de la même constitution médicale, leurs observations présentent entre elles de grandes analogies. Aussi pouvons-nous nous dispenser de les rapporter toutes. Nous en choisissons un certain nombre des plus saillantes, que nous donnons en quelque sorte comme types. Nous joindrons à ce premier ordre de faits les cas qui nous ont présenté quelque anomalie importante à noter.

OBSERVATION I.

Au nº 37 de la salle Saint-Lazare est couché le nommé Bayle (Louis), fusilier au 64e de ligne, âgé de 22 ans, né à Clermont (Puy-de-Dôme).

Ce militaire, d'une bonne constitution et dont les antécédents n'offrent rien d'important à noter, est malade depuis les premiers jours d'août 1864. Sans cause bien spécifiée, il a contracté une diarrhée qu'il a gardée pendant une douzaine de jours. Le 24 août, le mal s'est aggravé. Les matières fécales se sont mélangées de sang et de mucosités, et il est survenu du ténesme. Le 25, le malade n'a plus rendu des matières fécales, et les selles glaireuses et sanguinolentes ont été en se multipliant.

Le 26 août, il entre à l'hôpital Saint-Éloi. Les selles ont été très-fréquentes depuis vingt-quatre heures ; les matières rendues sont peu abondantes et consistent en quelques mucosités colorées par le sang. Le ténesme est considérable, le ventre douloureux à la pression, surtout au niveau du colon transverse. Les douleurs se font également ressentir dans l'hypochondre droit. Il y a à la face une légère suffusion bilieuse. La langue est sale à la base, rouge sur les bords, l'enduit de la langue est adhérent; anorexie, soif. Pouls un peu fréquent, chaleur, insomnie, agitation. (Bouillon, orge sucrée, 1 gramme de calomel en six prises[1], à prendre une prise toutes les trois heures.)

27. Il y a eu sept à huit selles dans la journée d'hier, et pendant la nuit six autres selles. Ces dernières, quoique rougeâtres encore, sont plus abondantes et un peu séreuses. La chaleur fébrile a diminué. L'anorexie et la soif persistent. (Mêmes prescriptions; même dose de calomel.)

28. Six selles depuis hier. Ces selles ont pris la couleur d'herbes cuites caractéristique. La douleur du ventre et le ténesme ont notablement diminué. La fièvre est tombée. La langue est plus large et plus humectée. (Bouillon chaque trois heures, orge sucrée.)

---

[1] Il va sans dire que le calomel administré dans tous les cas était très-pur et était du calomel dit à la vapeur.

29. Trois selles seulement pendant les vingt-quatre heures, conservant la coloration verdâtre et non teintes de sang; appétit; plus de fièvre; douleur abdominale à peu près nulle. (Potage, orge sucrée.)

30. Le malade entre en convalescence, une selle seulement dans les vingt-quatre heures; plus de ténesme, appétit, langue humectée. (Demi-quart; demi-quart de vin; orge sucrée.)

31. *Id.*

Le régime est graduellement augmenté, il n'y a pas de rechute et le malade sort de l'hôpital le 4 septembre, parfaitement guéri et ayant repris l'intégrité de ses forces.

Nous ferons remarquer dans cette première observation :

1° La rapidité d'action du calomel, et la marche heureuse et prompte de la convalescence;

2° L'état des voies digestives, qui dénotaient une certaine irritation gastro-intestinale, en même temps qu'un état saburral des premières voies. Cette circonstance nous parut interdire l'emploi, soit d'un vomitif, soit des purgatifs ordinaires, et nous décida à employer le calomel;

3° La douleur de l'hypochondre droit et la suffusion bilieuse de la face, qui ont paru liées à une congestion hépatique et qui, par là, ont semblé fortifier, à nos yeux, l'indication du calomel;

4° L'absence de salivation;

5° Le changement survenu au bout d'un certain nombre d'heures dans les selles, devenues moins douloureuses, moins sanglantes, plus abondantes, et qui même n'ont pas tardé à perdre tout caractère dysentérique et à prendre l'aspect des matières rendues normalement après l'administration du protochlorure de mercure.

OBSERVATION II.

Broy (Jacques), soldat au 1er génie, âgé de 21 ans, né à Langon (Gironde), entre à l'hôpital Saint-Éloi le 17 septembre 1864 et se couche au n° 36 de la salle Saint-Lazare.

Ce militaire, qui est d'une bonne constitution, a pris part comme ses camarades aux rudes travaux destinés à préparer l'inspection générale. Suant beaucoup, il a bu à plusieurs reprises de grandes quantités d'eau pure. Le 15 septembre il est pris de coliques et de diarrhée. Le 17, ses selles deviennent sanguinolentes et s'accompagnent de ténesme.

Voici son état le 18, au moment de son entrée à l'hôpital :

Selles glaireuses et sanguinolentes rendues fréquemment, épreintes très-douloureuses en allant sur le vase, ventre douloureux sur tout le trajet du gros intestin, langue pointue et rouge sur les bords, sale à la base, enduit de la langue adhérent; chaleur vive, pouls fréquent et assez résistant à la pression, céphalalgie, angoisse générale. (Diète, 15 sangsues sur la peau de l'abdomen, le long du colon transverse; décoction de 4 grammes d'ipécacuanha dans 200 grammes d'eau, à prendre en quatre fois.)

19. Sous l'influence de l'ipéca s'est produit un vomissement peu abondant; la fièvre a diminué, la douleur abdominale s'est amendée, mais les selles sont aussi fréquentes (une vingtaine en 24 heures) et aussi douloureuses. Le ténesme est très-intense; la langue conserve sa rougeur. (Un gramme de calomel en six paquets, un paquet toutes les trois heures; bouillon coupé trois fois dans la journée, tisane d'orge sucrée.)

20. Les selles ont été aussi nombreuses dans la journée d'hier, mais elles sont un peu plus copieuses et moins colorées par le sang; le ténesme a diminué. (1 gramme de calomel en six paquets; bouillons coupés, orge sucrée.)

21. Encore une vingtaine de selles dans les 24 heures; les matières rendues sont plus consistantes, elles ont pris une coloration verdâtre et sont à peine sanguinolentes; le ténesme est presque nul; la langue est plus large, moins rouge, l'enduit moins adhérent; le malade, qui n'avait pas faim, demande à manger. (Bouillon, orge sucrée.)

22. Cinq ou six selles verdâtres seulement pendant les 24 heures, plus de ténesme, ventre non douloureux; apyrexie complète, appétit; salivation légère. (Potage, orge sucrée, gargarisme avec 4 grammes de chlorate de potasse.)

23. Deux selles verdâtres seulement pendant toute la journée d'hier; état excellent; la salivation n'augmente pas. (Même prescription.)

24. Encore deux selles; le malade nous tourmente pour manger;

l'état général et celui de la langue sont excellents. (Potage et côtelette, même gargarisme.)

A partir du 25, la diarrhée cesse complètement et les forces reviennent. La salivation disparaît un peu plus tard. Le malade mange de bon appétit, et le 3 octobre il sort de l'hôpital parfaitement guéri.

Remarquons :

1° Que cette observation se distingue de la précédente, en ce que la fièvre a été plus vive et l'éréthisme sanguin plus considérable, ce qui nous a obligé à l'emploi des sangsues ;

2° Qu'à part cette différence, nous avons trouvé les mêmes indications à l'emploi du calomel, c'est-à-dire un état saburral des premières voies, sans turgescence vers le haut ou vers le bas. La langue était rouge sur les bords, son enduit était adhérent ;

3° Que, sans augmenter les douleurs abdominales, et au contraire en les diminuant, le calomel a produit une véritable purgation, et qu'à la suite de cette purgation la guérison a été très-prompte ;

4° Que la fièvre, déjà diminuée par l'application des sangsues, a cessé complètement après l'administration du protochlorure de mercure ;

5° Qu'il y a eu une légère salivation, laquelle n'a peut-être pas été sans exercer une influence sur la marche de la maladie.

OBSERVATION III.

Balard (Marie), journalière, âgée de 40 ans, née à Saint-Rome-de-Tarn (Aveyron), est couchée au n° 12 de la salle Sainte-Marie.

Cette femme, d'un tempérament nerveux et d'une complexion peu robuste, a été soumise à un refroidissement subit, le 25 septembre 1864. Le lendemain, elle s'est plainte d'une douleur pleurodynique à droite, de céphalalgie et de dyspepsie. Obligée de travailler pour vivre, elle n'a point suspendu ses occupations et a mangé pour pouvoir travailler. Le 30 est survenu de la diarrhée, et le 2 la diarrhée s'est changée en dysenterie. Malgré ses souffrances, elle ne se décide à entrer à l'hôpital que le 6 septembre.

Le 6 septembre, trente selles dans les vingt-quatre heures, glaireuses, mélangées de sang, avec un ténesme des plus pénibles; douleurs abdominales ; pouls fréquent et chaleur; langue blanche à la base, enduit adhérent; les bords et la pointe de la langue sont rouges; soif, anorexie, céphalalgie. (1 gram. de calomel en six paquets, trois bouillons coupés; orge sucrée.)

Le 7, seize heures après l'administration du calomel, les selles ont pris la couleur d'herbes cuites et sont devenues moins nombreuses, plus consistantes et plus copieuses ; la douleur abdominale et le ténesme ont notablement diminué. (1 gram. de calomel en six paquets, bouillons et orge.)

Le 8, il y a eu seulement deux selles verdâtres dans les vingt-quatre heures; plus de ténesme, plus de chaleur; appétit, salivation assez considérable. (Potages, orge sucrée.)

Le 9, plus de selles, état excellent, mais la salivation est considérable. (Gargarisme au chlorate de potasse.)

A partir de ce jour, la malade est complètement guérie de sa dysenterie, mais la salivation augmente; des ulcérations ont apparu au bord droit de la langue et à la face interne de la joue du même côté. Cet état occasionne des souffrances assez vives; nous le combattons par des cautérisations au nitrate d'argent, le chlorate de potasse et les pastilles soufrées. Au bout de huit jours, il y a un amendement notable, et la malade sort parfaitement guérie, le 28 octobre.

1° Les indications de calomel ont été ici identiques à celles des deux cas précédents: malgré un état gastrique évident, tout évacuant autre que le calomel nous paraissait interdit par la rougeur de la langue et l'absence de turgescence gastrique et abdominale. Le calomel a encore agi ici en calmant l'éréthisme sanguin et en provoquant une purgation;

2° Le point important de cette observation, c'est la rapidité avec laquelle le calomel a guéri, puisque la dysenterie a disparu le troisième jour de son administration;

3° La salivation et la stomatite ont pris ici un large développement. Il nous paraît difficile de ne pas admettre que la rapidité de la disparition de la dysenterie est due, en grande partie, à l'action révulsive produite par l'inflammation buccale;

4° Quoique intenses, la salivation et la stomatite ont cédé assez vite aux moyens thérapeutiques dirigés contre elles.

OBSERVATION IV.

Le nommé Cruize (Louis), né à Rieutor (Lozère), âgé de 34 ans, d'un tempérament nerveux et d'une constitution assez faible, était entré le 27 juin 1864 à l'hôpital Saint-Éloi, pour s'y faire soigner d'une gastralgie. Il y occupait le n° 31 de la salle Saint-Vincent. Le traitement de la gastralgie avait consisté en un régime convenable, du petit-lait, du sous-nitrate de bismuth, des lavements et des vésicatoires à l'épigastre.

L'état du malade allait s'améliorant sous l'influence de ce traitement, lorsque le 21 août éclata chez lui une dysenterie intense. Le nombre des dysentériques était alors considérable dans notre service, et nous dûmes penser que Cruize avait contracté la maladie par contagion. Deux circonstances pouvaient nous rendre compte de cette contagion : le malade, étant constipé, avait pris un lavement émollient avec une seringue ayant servi à des dysentériques, et la canule de l'instrument avait été insuffisamment nettoyée peut-être. En outre, Cruize s'était placé, pour rendre le lavement, sur une chaise percée dans laquelle des malades atteints de la maladie régnante avaient fait leurs besoins. Il nous a été impossible, pour ce cas spécial, de savoir au juste laquelle de ces circonstances devait être responsable de la production de la maladie. Nous devons dire, d'ailleurs, que le fait de Cruize ne fut pas le seul où la contagion ait pu être admise : nous avons eu au même moment trois cas analogues. Nous fûmes obligé de recommander aux infirmiers de la salle la plus grande surveillance pour empêcher les sujets non dysentériques de se placer sur les chaises destinées à ceux atteints de dysenterie; nous recommandâmes, en même temps, à l'infirmier chargé de donner les lavements, d'avoir des canules spéciales pour les dysentériques. A partir de ce moment, l'accident que nous venons de signaler ne se reproduisit plus.

Cruize fut donc pris, le 21 août, de coliques violentes, siégeant sur tout le trajet du gros intestin et s'exaspérant à la pression, et de ténesme. Il rendit, dans les vingt-quatre heures, une dixaine de selles glaireuses, sanglantes, très-douloureuses; l'appétit était nul, la langue un peu saburrale; il n'y avait pas de fièvre. A cause de l'éréthisme nerveux ordinaire du tube digestif chez le malade, nous n'osâmes pas d'abord avoir recours à la médication évacuante, et nous prescrivîmes une potion avec 1 gramme d'extrait ratanhia et 10 gouttes de laudanum, deux lavements laudanisés à 15 gouttes, et la décoction blanche. — (Trois bouillons.)

Le 22 et le 23, l'état ne s'amende point, le ténesme est le même, les selles sont aussi considérables et conservent le caractère dysentérique.

Le 24, le nombre des selles a augmenté et a été de quinze dans les vingt-quatre heures; elles sont composées de glaires teintes en rouge par le sang, les coliques sont vives, la langue est rouge à la pointe, saburrale à la base, l'appétit est nul, apyrexie. (1 gramme de calomel en six paquets, orge sucrée; bouillons.)

Le 25, même nombre de selles, sans changement dans la coloration; le ténesme persiste. (Mêmes prescriptions; le calomel est continué.)

Le 26, dans les vingt-quatre heures sept ou huit selles seulement, moins colorées par le sang; les selles de la nuit ont même pris la couleur verdâtre caractéristique; les coliques sont beaucoup moindres. (Bouillons, orge sucrée.)

Le 27, amélioration notable, trois selles verdâtres, plus de ténesme; l'appétit revient. (Potage, orge sucrée.)

Le 28, rechute légère, cinq ou six selles plutôt diarrhéiques que dysentériques; douleurs légères dans le ventre, ténesme. (On s'en tient à la simple expectation et au même régime; demi-potage, orge sucrée.)

Le 28, trois selles seulement. (Mêmes prescriptions.)

Le 29, une seule selle normale; langue humectée, moins saburrale, plus de douleurs. (Un demi-quart, orge sucrée.)

Le 30, bon état. (Quart.)

Le 2 septembre, le malade sort de l'hôpital, parfaitement guéri de sa dysenterie; les douleurs gastralgiques ont bien un peu reparu, mais comme Cruize est depuis longtemps dans les salles, et que nous craignons pour lui de nouvelles influences contagieuses, nous ne nous opposons pas à sa sortie.

Cette observation nous offre à noter les particularités suivantes :

1° La pathogénie de la maladie par contagion, preuve nouvelle de cette opinion, généralement admise à Montpellier, que toutes les maladies *avec matière* peuvent accidentellement se revêtir du génie contagieux ;

2° L'impuissance des astringents et des opiacés contre les dysenteries de la nature de celles dont nous parlons dans ce mémoire, c'est-à dire, les dysenteries compliquées d'un état saburral, et en même temps d'une certaine irritation gastro-intestinale ;

3° Le triomphe, au contraire, de l'action purgative et antiphlogistique du calomel.

OBSERVATION V.

Audouin, sapeur au 1er du génie, est couché au n° 28 de la salle Saint-Lazare. Ce militaire a contracté une dysenterie dans les mêmes conditions que beaucoup de ses camarades, c'est-à-dire en travaillant au polygone. Voici quel est son état le 8 août, au moment de son entrée à l'hôpital.

Selles très-fréquentes et très-douloureuses, consistant en quelques gouttes de sang et de mucus; douleurs abdominales très-vives, nausées, langue très-sale, rougeur de la face, chaleur, agitation, pouls plein et fréquent. (Saignée de 200 gram., suivie d'une potion avec 15 décigram. de poudre d'ipécacuanha; orge sucrée. — Diète.)

Sous l'influence de ce traitement, l'état du malade s'améliore presque subitement. La fièvre tombe, les douleurs abdominales diminuent, les selles sont moins sanglantes; cependant la dysenterie persiste, quoique avec une moindre intensité.

Nous prescrivons successivement, pendant une quinzaine de jours, de la décoction blanche, du sous-nitrate de bismuth, du laudanum, du ratanhia; le régime est surveillé avec soin. A plusieurs reprises, la dysenterie s'amende, mais elle s'exaspère de nouveau le lendemain ou le surlendemain.

Le 26 août, frissons, teinte jaune assez prononcée ; douleurs à l'épaule droite et à l'hypochondre droit; huit selles glaireuses teintes de sang; langue rouge à la pointe, sale à la base; pouls à 84 pulsations; abdomen douloureux. (Cataplasme à la région hépatique, décoction blanche, lavement laudanisé à 12 gouttes (*bis*). — Quatre bouillons coupés.)

27. Même douleur hépatique; la percussion surtout est très-douloureuse au niveau de l'hypochondre droit; même dysenterie, chaleur vive, pouls à 96 pulsations, la langue est rouge à la pointe et tend à se sécher. (3 ventouses scarifiées sur la région hépatique, cataplasme après; 1 gramme de calomel en six paquets, bouillons coupés.)

28. Selles plus fréquentes pendant la nuit, conservant le même caractère; la douleur hépatique a diminué ainsi que la chaleur; pouls à 86. (1 gramme calomel en six paquets, bouillons coupées, orge sucrée.)

29. Quatre selles verdâtres seulement depuis hier, salivation très-légère, pouls à 84, ténesme beaucoup moindre; la région du foie est indolore. (Bouillons, eau gommeuse; cataplasme sur l'hypochondre droit.)

30. Deux selles depuis hier, 68 pulsations; le malade se couche sur le côté droit sans souffrir. (Demi-potage, eau gommeuse.)

31. Soixante-deux pulsations, un peu dicrotes; la dysenterie disparaît; l'état des voies digestives est bon et le malade demande à manger; la salivation cesse. (Potage et pomme cuite, eau gommeuse.)

A partir de ce jour, la convalescence marche régulièrement, Audouin mange et n'éprouve plus de rechute. Il sort de l'hôpital le 16 septembre, en très-bon état.

Remarque :

1° A l'entrée à l'hôpital, l'éréthisme sanguin était assez considérable pour nécessiter l'emploi d'un moyen antiphlogistique puissant. La saignée fut prescrite et nous permit alors de donner un vomitif, lequel était indiqué par l'embarras gastrique très-prononcé;

2° Les astringents et les opiacés nous parurent ensuite suffisants pour mener la maladie à bonne fin. Cependant, quoique à plusieurs reprises la dysenterie ait paru s'amender sous leur influence, elle n'avait point disparu ;

3° Au bout d'une vingtaine de jours, sans cause connue, mais peut-être à la suite d'une imprudence du sujet, la dysenterie s'aggrave de nouveau, la fièvre se rallume, certains symptômes nous font craindre une légère inflammation du foie. A ce moment, le calomel nous semble indiqué, d'autant plus qu'il existe un état saburral des premières voies accompagné d'une rougeur assez vive de la langue. Sous l'influence de ce remède et des ventouses scarifiées, une amélioration très-rapide se déclare dans l'état de l'intestin et dans celui du foie, et la guérison suit promptement ;

4° La salivation a été très-peu considérable et a cessé au bout de quelques jours.

OBSERVATION VI.

Mansard (Marie), âgée de 20 ans, couturière, née à Metz, s'est couchée le 17 octobre 1864, au n° 14 de la salle Sainte-Marie. Sous l'influence d'un refroidissement, cette jeune fille, qui jouissait d'ailleurs d'une bonne santé, a ressenti le 12 octobre les premières atteintes d'une dysenterie, dont l'aggravation l'oblige à venir réclamer nos soins à l'hôpital Saint-Éloi. Voici quels symptômes elle nous présente à son entrée :

Chaleur fébrile avec une légère fréquence dans le pouls ; douleur vive sur le trajet du gros intestin, notamment vers l'S iliaque ; envies fréquentes d'aller à la selle, et chaque fois déjection d'une très-petite quantité de matières analogues à du blanc d'œuf et colorées par un sang noirâtre. Le ténesme est très-intense et les angoisses sont très-vives ; la langue est légèrement saburrale et rouge sur les bords ; soif, anorexie. (Diète, eau de riz, potion laudanisée à 20 gouttes ; lavements laudanisés à 12 gouttes (*bis*) ; cataplasmes laudanisés sur le ventre. Les souffrances sont en effet tellement vives, que l'élément douleur nous paraît devoir être combattu le premier.)

18. Les souffrances abdominales et le ténesme ont un peu diminué, mais les évacuations sont toujours fréquentes (une vingtaine dans la journée) ; la fièvre a augmenté ; il y a eu des nausées et même des

vomissements. (10 sangsues sur le ventre ; décoction de 4 grammes d'ipéca dans 200 grammes d'eau avec 20 gouttes de laudanum et 30 gr. de sirop de gomme ; lavements laudanisés à 15 gouttes (*bis*).

19. La fièvre a diminué, mais les douleurs sont aussi vives; selles toujours fréquentes, sanglantes et peu copieuses ; langue rouge et saburrale, tendant à la sécheresse. (1 gramme de calomel en six paquets ; orge sucrée, trois bouillons coupés.)

20. Selles très-abondantes, peu copieuses et rougeâtres toute la nuit ; les douleurs de ventre ont légèrement augmenté ; anorexie, angoisse et agitation. (1 gramme de calomel ; *id.* pour le reste.)

21. A partir de hier au soir, les selles sont devenues plus copieuses et moins fréquentes ; le matin elles ont l'aspect d'herbes cuites, coliques persistantes, quoique moindres. (Trois pots de lait coupé pour toute alimentation et pour toute boisson.)

22. Cinq selles verdâtres seulement, depuis vingt-quatre heures ; douleurs abdominales moindres, pas de fièvre ; la malade se sent beaucoup mieux et demande à manger ; la langue est moins rouge, elle est humectée ; salivation peu considérable. (Trois pots de lait coupé.)

23. Deux selles seulement ; l'amélioration est générale. (Même régime.)

24. La salivation a été en augmentant ; il y a eu deux selles en diarrhée. (Trois potages, demi-quart de vin, gargarisme avec 4 gram. de chlorate de potasse.

25. Même état, même prescription.

26. La diarrhée a cessé ; langue normale, appétit ; la salivation diminue. (Demi-quart ; quart de vin ; même gargarisme.)

A partir de ce jour, la convalescence est franche, la salivation disparaît, et la dysenterie ne reparaît plus.

1° L'élément hyperesthésie, puis l'élément inflammatoire ou tout au moins l'élément fluxionnaire, d'abord prédominants, ont dû être les premiers combattus ;

2° Les symptômes de ces éléments ayant disparu, nous n'avons plus trouvé que ceux, déjà plusieurs fois retracés, qui nous ont paru indiquer l'emploi du calomel, et celui-ci a produit ses effets purgatifs ordinaires, bientôt suivis de l'amélioration et de la guérison de la malade ;

3° Ici encore la salivation s'est montrée. Si elle n'a point paru exercer une grande influence sur la marche de la maladie, elle n'a eu du moins aucun inconvénient.

OBSERVATION VII.

Barbulée (Victor), 26 ans, caporal au 1er génie, né à Caen ; bonne constitution. Le malade entre à l'hôpital le 24 août et se couche au n° 12 de la salle Saint-Lazare.

Début de la dysenterie le 17 août. Le malade ayant travaillé la nuit au polygone, dormi dehors et bu beaucoup d'eau, a eu le lendemain sept à huit selles diarrhéiques. Trois jours après ont apparu des selles muqueuses et sanglantes, avec tranchées et ténesme.

Le 24 août, jour de son entrée, il y a eu depuis vingt-quatre heures une quinzaine de selles sanglantes, avec ténesme très-douloureux et coliques; la langue est blanche à la base, rouge sur les bords, elle tend à se sécher; pas d'appétit; chaleur de la peau, sans grande fréquence de pouls. (1 gram. calomel en six paquets; eau gommeuse, bouillons coupés ; lavements émollients.)

25. Une vingtaine de selles depuis hier. Apparition, depuis ce matin, dans ces selles de la teinte verdâtre spéciale au calomel; ténesme moindre; commencement de la salivation qui menace de devenir considérable. (Le calomel est suspendu ; trois bouillons coupés, orge sucrée; gargarisme avec 4 gram. de chlorate de potasse.)

26. Quatre selles verdâtres seulement; salivation assez intense; appétit, pas de fièvre; coliques légères. (Deux demi-potages, orge sucrée, même gargarisme.)

27. Deux selles seulement; même état. (Mêmes prescriptions.)

28. Légère rechute; quatre selles sanguinolentes, ténesme ; la langue n'est plus rouge, elle est sale; l'enduit est très-épais et se détache; la salivation persiste. (Une bouteille d'eau de Sedlitz, bouillon; même gargarisme.)

29. Sous l'influence du purgatif, sept ou huit selles séreuses ; deux selles seulement dans la nuit, non colorées par le sang; ténesme nul ;

appétit. (Bouillons, lavement émollient; orge sucrée, même gargarisme.)

Le 30, même état.

Le 31, encore deux selles en diarrhée; langue dépouillée; la salivation diminue; appétit. (Potage, lavement émollient; 10 grammes de sous-nitrate de bismuth.)

Le 1er septembre, même état. (Continuer le bismuth, deux panades à l'œuf.)

Le 2, la diarrhée s'est arrêtée. (Même potion de bismuth. Demi-quart.)

Jusqu'au 5, le sous-nitrate de bismuth est continué, ainsi que le chlorate de potasse. A ce moment, la salivation et la diarrhée sont guéries; le malade mange, reprend ses forces, et ne tarde pas à sortir de l'hôpital.

1° Les symptômes qui indiquent pour nous l'emploi du calomel dans la dysenterie, s'étant rencontrés chez ce malade, nous lui avons administré notre remède qui a déterminé une purgation promptement utile. Mais la salivation ayant éclaté assez énergiquement, nous n'avons pas osé revenir une seconde fois, suivant notre usage, à l'administration du proto-chlorure de mercure. C'est probablement pour ce motif que l'amélioration très-prompte qui s'était réalisée ne s'est point maintenue, et qu'une rechute s'est faite;

2° Au moment de la rechute, les symptômes d'embarras gastro-intestinal étaient prédominants, et il n'y avait plus de signe d'irritation. D'une autre part, la persistance de la salivation interdisait l'emploi du calomel. Aussi avons-nous administré l'eau de Sedlitz, qui a produit, comme on pouvait l'espérer, d'excellents effets;

3° La salivation intense a peut-être contribué à l'amendement prompt de la maladie. Il faut noter cependant que, malgré la persistance de ce symptôme, la rechute s'est faite;

4° Le sous-nitrate de bismuth a hâté une guérison définitive, qui se serait effectuée sans lui.

OBSERVATION. VIII.

Paillet (Pierre), voltigeur au 64e de ligne, né à Saint-Amand (Cantal), entre à l'hôpital le 24 août 1864, et se couche au n° 33 de la salle Saint-Lazare.

Ayant bu de l'eau fraîche au moment où son corps était en sueur, ce militaire fut pris, la nuit suivante, de coliques et d'une forte diarrhée. Négligeant ces accidents, il continua son service, et deux jours après les coliques augmentèrent, les selles devinrent plus fréquentes, furent mélangées de sang et accompagnées de ténesme. Il se décida alors à entrer à l'hôpital.

A son entrée, le 24 août, il a eu vingt-deux selles depuis vingt-quatre heures; il a sans cesse envie d'aller du corps, et ne rend que quelques gouttes d'un liquide brûlant, sanieux et rougeâtre. Le ventre est rétracté, douloureux à la pression; sensation d'une barre douloureuse le long du colon transverse; dégoût pour les aliments, quelques nausées; langue sale, un peu sèche, rouge à la pointe; enduit adhérent, goût fade; chaleur, pouls à 86 pulsations. (1 gramme de calomel en six paquets; orge sucrée. Trois bouillons coupés.)

Le 25, dès le commencement de la nuit dernière, les selles dysentériques semblent avoir été modifiées par le calomel. Elles sont devenues plus copieuses, moins douloureuses et moins fréquentes; le malade ne s'est présenté à la garde-robe que cinq fois pendant toute la durée de la nuit; il se sent soulagé. (Mêmes prescriptions, encore 1 gram. de calomel.)

Le 26, il n'y a eu que six selles verdâtres pendant les vingt-quatre heures; l'appétit a reparu; les douleurs abdominales ont bien diminué, salivation légère. (Demi-potage, orge sucrée.)

Le 27, amélioration sensible; une seule selle pendant toute la durée de la nuit; état général bon; la salivation persiste sans augmenter. (Potage, gargarisme avec 4 gram. de chlorate de potasse.)

28. Aucune selle, mais vers le soir le malade se refroidit par imprudence, et a un peu de fièvre durant la nuit. (Quatre bouillons, orge sucrée, 4 gram. de chlorate de potasse.)

29. Le malade a chaud, il tousse; dans la soirée, il se produit quelques selles diarrhéiques. (*Idem.*)

30. La diarrhée persiste, la langue est saburrale, elle n'est plus rouge; défaut d'appétit, toux légère, la salivation n'a pas complètement disparu. (Demi-potage, décoction de 4 grammes d'ipécacuanha à prendre en quatre fois, eau gommeuse.)

31. Encore trois selles, plus de chaleur fébrile. (10 gram. de sous-nitrate de bismuth; demi-potage.)

1er septembre, *idem*, même prescription.

A partir du 1er septembre, la diarrhée s'arrête complètement. La salivation cesse, l'appétit est revenu. Le malade reste en convalescence à l'hôpital et n'éprouve point de rechute. Le 17 il rentre à son corps parfaitement guéri.

1° En présence des symptômes identiques à ceux des observations précédentes, nous avons prescrit le même traitement, qui a obtenu le même succès;

2° S'il y a eu une rechute, elle doit être attribuée à une imprudence du malade. Cette rechute n'a point, d'ailleurs, présenté de gravité. Les selles ont été diarrhéiques et non dysentériques; aucun phénomène d'irritation gastro-intestinale ne s'est manifesté; aussi, à ce moment, nous n'avons pas eu recours au calomel, d'autant plus qu'il existait de la salivation. La décoction d'ipécacuanha d'abord et le sous-nitrate de bismuth ensuite, ont amené une prompte convalescence;

3° Ici encore, la salivation s'est montrée et a guéri facilement au bout de quelques jours. Ses avantages nous paraissent avoir été plus grands que ses inconvénients, et la révulsion produite par l'irritation survenue dans la bouche a contribué à arrêter le mouvement fluxionnaire qui se portait vers l'intestin.

Nous croyons inutile de rapporter toutes les observations de dysenterie où le calomel, employé dans les mêmes circonstances et pour remplir les mêmes indications, nous a donné de bons résultats. Aussi nous contenterons-nous d'ajouter aux cas précédents le résumé sommaire de plusieurs faits analogues. Une femme de 70 ans, nommée Armandeau (Agathe), était couchée depuis le 5 sepembre, au n° 17 de la salle Sainte-Marie, pour un catarrhe assez intense. Elle contracta à l'hôpital une dysenterie apyrétique. Comme il y avait des signes d'embarras gastrique, et qu'en même temps la langue était rouge, nous donnâmes une seule fois 1 gramme de calomel en six paquets. Il survint une purgation assez considérable, bientôt suivie de la guérison. — La guérison fut plus longue à obtenir chez un nommé Lacombe, qui était couché au n° 12 de la salle Saint-Charles. Ce jeune homme, entré à l'hôpital le 21 août, pour une fièvre intermittente, ne tarda pas à nous montrer des symptômes de dysenterie. La forme de la maladie était catarrhale et gastrique. Les moyens les plus divers furent employés: purgatif salin, opiacés, ratanhia, sous-nitrate de bismuth, bains de vapeur à plusieurs reprises; l'état du malade s'amenda, mais il survint des rechutes. Vers la fin de septembre, Lacombe n'était point guéri, l'état gastrique persistait et, peut-être sous l'influence des astringents longtemps continués, il était survenu une irritation gastro-intestinale. Nous lui prescrivîmes le calomel pendant deux jours de suite, suivant notre méthode. Il fut purgé copieusement et se trouva beaucoup mieux. Mais le 2 octobre il y eut une nouvelle rechute, suivie d'une administration nouvelle de calomel pendant deux jours. Cette fois l'action purgative du remède eut un succès décisif et Lacombe sortit le 12 octobre complètement guéri. — Enfin, nous ne terminerons pas sans rapporter le fait d'un Allemand nommé Scherr, lequel contracta la dysenterie dans la convalescence d'une fièvre typhoïde des plus graves qui l'avait tenu, pendant plusieurs jours, entre la vie et la mort. Scherr, étant sorti prématurément de l'hôpital et ayant fait quelques imprudences, rentra le 29 septembre dans nos salles dans un piteux état et se coucha au n° 11 de la salle Saint-Charles. Il avait une quinzaine de selles dysentériques par jour ; beaucoup de faiblesse, langue sale et rouge, anorexie complète. Soumis d'abord à plusieurs moyens, il n'en éprouva aucune utilité. 1 gramme de calomel répété le lendemain eut ses effets ordinaires, l'amélioration fut prompte et la guérison ne tarda pas à arriver.

En même temps que dans nos salles nous avions un aussi grand nombre de cas de dysenterie aiguë, la dysenterie chronique régnait aussi. Mais les sujets frappés par celle-ci, la plupart atteints d'autres affections graves et spécialement de phthisie pulmonaire, étaient profondément débilités ; aussi la thérapeutique était-elle à peu près impuissante pour eux. Nous avons eu beau avoir recours aux moyens les plus efficaces et même à la viande crue, qui en d'autres circonstances nous a parfaitement réussi dans des cas pareils, tout a été à peu près inutile. Nous ne manquâmes pas d'essayer le calomel qui, lui non plus, ne répondit guère à notre attente : cependant, à deux ou trois reprises la purgation déterminée par ce médicament donna une amélioration, mais cette amélioration ne fut que momentanée. Nous devons pourtant faire exception pour le nommé Blazy (Auguste), couché au n° 40 de la salle Saint-Vincent, lequel fut complètement guéri. Ce malade était un boulanger, âgé de 48 ans, d'une bonne constitution et chez lequel il n'existait aucune autre maladie que la dysenterie, datant de plusieurs mois. Après un traitement prolongé et inefficace, nous crûmes reconnaître chez lui l'indication de l'emploi du calomel, et à la suite d'une superpurgation déterminée par ce médicament, superpurgation qui nous effraya un instant, à cause de la faiblesse dans laquelle elle jeta le malade, nous eûmes la satisfaction de le voir guérir assez rapidement. A part ce fait, nous ne pouvons en marquer aucun de décisif à l'appui de l'emploi du calomel dans la dysenterie chronique. Mais les conditions des sujets sur lesquels nous avons expérimenté étaient si mauvaises, la constitution médicale rendait leur maladie si rebelle, et la salle Saint-Vincent, où ils couchaient, était si encombrée, que nous ne concluons pas qu'au milieu de meilleures conditions et spécialement dans la pratique civile, le proto-chlorure de mercure ne pût être employé avec succès dans certains cas de dysenterie chronique. La question demeure pour nous réservée.

III.

Nous en arrivons maintenant à la partie la plus difficile et la plus importante de notre tâche, celle de donner aux faits rapportés par nous l'interprétation, sans laquelle, quoi qu'en disent les empiriques, ils demeurent lettre morte. Quelle est l'action du calomel dans la dysenterie? quelles indications peut-il remplir dans le traitement de cette maladie? Voilà ce que nos observations vont nous permettre, nous l'espérons du moins, de fixer avec précision. Toutefois, au moment de résoudre ce problème, nous nous garderons, comme on n'a que trop de tendance à le faire aujourd'hui, de ne croire qu'à notre expérience, et de ne pas tenir compte de celle d'autrui. Il est bon de passer en revue les travaux des médecins qui se sont servis du calomel contre la dysenterie, et de voir s'ils n'ont pas établi déjà les indications thérapeutiques que nous cherchons.

Quoique le calomel ait été connu des Arabes et des Arabistes, on peut dire que son véritable usage médical a été importé d'Asie en Angleterre, au commencement du XVIIe siècle, un peu avant celui du quinquina et de l'ipécacuanha ; en sorte que la thérapeutique doit au grand siècle ses remèdes les plus héroïques, comme notre littérature lui doit ses chefs-d'œuvre.

Malgré qu'en 1609 Oswald Croll eût vanté les vertus du calomel, il ne fit pas tout d'abord, paraît-il, une grande impression sur ses compatriotes, et les grands praticiens qui le suivirent, n'attachèrent pas beaucoup de valeur à l'emploi du calomel, du moins dans le traitement de la dysenterie. C'est ainsi que Sydenham, entre autres, après avoir placé la saignée et l'opium parmi les moyens qui réussirent le mieux dans le traitement des dysenteries de 1669, 1670, 1671 et 1672, insiste sur les services que lui rendit la médication évacuante. Mais le purgatif choisi par lui n'est pas le calomel, c'est un mélange de tamarin, de rhubarbe, de séné, de manne, dont la formule rappelle celle de la médecine noire[1]. Du calomel, pas un mot; il n'en est question que dans les notes du docteur Jault, notes rédigées d'après le dire d'un commentateur anglais. Or, dans ces notes, nous lisons la phrase suivante : « Les purgatifs violents et mercuriels augmentent les symptômes. »

Cent ans plus tard, la vogue du calomel n'est pas encore établie. Dans son livre, dont la première édition est de 1752, Pringle nous apprend que la plupart de ses contemporains et de ses collègues, les médecins militaires anglais, et spécialement les docteurs Huck et Paterson, repoussent l'usage du mercure doux dans la dysenterie. Quant à Pringle, il met en première ligne la saignée, l'ipécacuanha et la rhubarbe. Cependant, dans les éditions ultérieures, il modifie son premier dire et écrit : « Je n'ai jamais mieux vu réussir la rhubarbe contre la dysenterie que lorsqu'elle est combinée à du mercure doux bien préparé, au moyen duquel elle devient plus *douce* et son opération plus aisée[2]. » Nous avons souligné le mot douce, car malgré l'impropriété du

---

1 *Médecine pratique* de Thomas Sydenham, trad. de Jault, revue par Baumes, édit. de l'*Encyclopédie des sciences médicales*. Paris, chez Gautret, 1838, pag. 110.

2 *Observations sur les maladies des armées*, édit. de l'*Encyclopédie*, Paris, 1837, pag. 107.

terme, il exprime un fait que notre observation nous a démontré, et sur lequel nous reviendrons plus tard.

Si, à l'époque de Pringle, le calomel n'était pas encore adopté par les grands médecins anglais, du moins dans le traitement de la dysenterie, ce n'est pas qu'il n'eût déjà eu en Europe de bien chauds partisans. En 1700, Camérarius avait imprimé à Tubingue sa *Dissertation sur la panacée mercurielle*, et la même année Wedel avait donné à Iéna sa *Dissertation sur le mercure doux*. D'autres auteurs, tels que Wageniz, Stenzel, Havighorst, Vanner, etc., avaient écrit des ouvrages sur le même sujet. Mais, malgré ces travaux, même en Angleterre, l'usage du calomel était encore fort restreint, et par conséquent les indications de l'emploi de ce remède n'avaient pas été posées.

Les choses changèrent vers le commencement du XIXe siècle, et, sous l'influence surtout des travaux publiés par les médecins anglais de l'Inde, le calomel prit dans la médecine des Anglais un rôle immense, que M. le professeur Fonssagrives a apprécié avec un remarquable esprit critique[1]. La dysenterie est peut être la maladie la plus commune[2] chez les Européens qui se transportent dans l'Inde. Comme le calomel devint bientôt en quelque sorte la panacée de la dysenterie, on peut facilement comprendre quelle extension fut donnée à l'usage de ce remède. Malheureusement, tout en rendant justice à la valeur réelle des médecins d'outre-Manche, on est forcé de reconnaître qu'à notre époque ils s'abandonnent à l'empirisme le plus complet. Infidèles à la grande tradition hippocratique, qui leur a donné des hommes comme Sydenham, Huxam, Pringle, Lind et tant d'autres, ils n'ont qu'une thérapeutique purement symptomatique. Aussi, aucune

---

1 *Du rôle du calomel dans la médecine anglaise*, in *Bulletin général de thérapeutique*, tom. LXXI, pag. 481.

2 D'après les statistiques du colonel Tulloch et des docteurs Macpherson et Morehead, le quart de l'armée anglaise environ est atteint de dysenterie.

méthode digne de ce nom n'a-t-elle présidé à leur expérimentation clinique. Ils ne se sont pas demandé si toutes les dysenteries indistinctement se trouvaient bien du calomel, et si l'on ne devait pas préciser au contraire quels cas réclament le proto-chlorure de mercure, et quels cas sont empirés par lui.

Annesley est celui des médecins anglais de l'Inde qui a le plus fait pour vulgariser l'usage médical du calomel, à tel point que son nom a été attaché à celui du remède qu'il a préconisé. Voyons donc en quelques mots ce que dit Annesley sur ce sujet.

Dans son livre intitulé : *Sketches of the most prevalent diseases of India* (2e édition, London, 1831), la troisième partie est consacrée à l'étude des effets du calomel sur la membrane muqueuse de l'intestin et de l'emploi de ce remède dans les maladies de l'Inde les plus répandues. Après une introduction où il recherche quelles doses de calomel sont préférables, et le récit d'expériences tentées par lui sur les animaux, deux questions sur lesquelles nous reviendrons plus tard, il en arrive à l'emploi du calomel dans les diverses maladies. Un chapitre important est consacré à la dysenterie tant aiguë que chronique. La dysenterie est pour lui, comme pour Morehead, une inflammation du gros intestin; mais il pose en principe que cette maladie est précédée par un dérangement fonctionnel de toute l'étendue de l'intestin. Or, d'après lui, en remédiant à ce dérangement primordial, on réussit fréquemment à faire avorter la dysenterie.

Quels sont donc les prodromes dont la connaissance est si utile? Se fondant sur ce fait parfaitement vrai que l'apparition des selles bilieuses dans le cours d'une dysenterie est d'un bon pronostic, Annesley pense que la bile est un stimulant nécessaire pour le fonctionnement de l'intestin, et que si son absence ou sa modification pathologique ne sont pas une cause efficiente de dysenterie, elles en sont du moins une cause prédisposante[1].

---

[1] *It seems as if the natural stimulus of healthy bile were necessary to the*

Or, suivant le médecin anglais, l'absence de la bile dans l'intestin tient à une matière sécrétée tenace qui tapisse la membrane muqueuse de l'intestin et qui obstrue l'ouverture des canaux qui arrivent au duodénum. D'après cela, l'excellent résultat qu'on retire du calomel dans la dysenterie, c'est de faire cesser l'obstruction ainsi placée sur la route des sécrétions qui s'écoulent de ces conduits[1].

Si vous ajoutez à cette vertu du calomel celle, assez contradictoire avec elle-même, de tempérer l'irritation de la partie supérieure du canal intestinal et de communiquer un stimulus aux vaisseaux de la membrane muqueuse du gros intestin (*loc. cit.* pag. 414), vous aurez les principaux arguments d'Annesley en faveur de la méthode qu'il a préconisée. Pour être juste, nous devons ajouter cependant que le traitement du médecin anglais était beaucoup plus compliqué qu'on ne le pense généralement, et que, loin de s'en tenir au calomel, il y ajoutait des boissons purgatives, des saignées, des sangsues, des bains de siége, etc.

Il est si facile de voir combien les explications d'Annesley sont empreintes d'erreur, que nous n'avons pas longtemps à nous étendre sur elles. Cette idée d'une matière visqueuse qui bouche l'ouverture du canal cholédoque est empruntée à un mécanicisme grossier, indigne de l'époque où on l'a invoqué. Que, en outre, la présence de la bile dans les selles rendues par les dysentériques soit d'un pronostic favorable, c'est là, nous l'avons dit, un fait expérimental; mais en conclure que l'absence du stimulus de la bile normale prédispose à la dysenterie, c'est une pure hypo-

---

due discharge of the intestinal functions, and that a morbid condition or deficiency of this fluid, if not always one of the efficient causes of dysentery, often at least disposes to its supervention (*loc. cit.*, pag. 416).

[1] *A very beneficial operation of calomel in dysentery consists in the removal of the obstruction thus placed in the way of the secretions which flow from these ducts* (*the ducts that open into the duodenum*) (*loc. cit.*, pag. 415).

thèse, c'est une nouvelle application du fameux sophisme *Post hoc ergo propter hoc.*

Pour ce qui est de la prétention de voir dans le calomel un tempérant de la partie supérieure du canal intestinal et un excitant de la partie inférieure, elle est d'autant plus singulière dans la bouche d'Annesley qu'il admet un peu plus loin que le calomel modifie ses caractères en cheminant le long de l'intestin. Selon lui, l'action du sel mercuriel serait rendue plus douce (*more mild*) sur la partie inférieure du canal. La proposition inverse de celle de l'auteur anglais serait donc, d'après cela, plus vraisemblable, et l'expérience nous a démontré qu'elle est vraie.

C'est donc en vertu d'une théorie vicieuse qu'Annesley institua et vulgarisa sa célèbre méthode. Ajoutons qu'il ne racheta point par une analyse clinique saine les erreurs du point de départ. Enthousiasmé par des succès très-réels et très-importants qu'il obtenait en nombre de cas, et emporté par ses idées préconçues, il fermait les yeux devant les cas auxquels sa médication était contraire. Séduits par son exemple, ses contemporains et ses successeurs immédiats exagérèrent, comme on ne le voit que trop souvent, une manière de voir déjà exagérée; aussi les abus devinrent-ils considérables à la fois dans l'Inde et dans la mère-patrie elle-même. Ce ne fut pas seulement le remède qui resta constant, ce fut la dose. Cette dose était d'un scrupule dans tous les cas: aussi Puchelt, en parlant de la méthode d'Annesley, écrit «*the scruple-dose practice of India*». Clighorn, Johnsons et Balinghalls sont les principaux propagateurs de ces exagérations regrettables.

Une réaction était inévitable, et elle a éclaté très-énergique, surtout dans ces derniers temps. Les uns, tout en restant fidèles au calomel, modifièrent la dose d'Annesley et associerent même le composé mercuriel à d'autres médicaments. De ce nombre est le docteur R. Mayne. Ce médecin irlandais a publié dans le *Dublin medical Journal* la relation d'une épidemie de dysenterie où il s'est trouvé à merveille de l'emploi du calomel administré de la manière suivante : il mêlait deux grains de calomel à trois grains de poudre de Dower et faisait prendre ses prises toutes les quatre heures à ses malades pendant plusieurs jours [1]. Nous notons avec soin que le docteur Mayne, en même temps qu'il avait recours au calomel, pratiquait sur ses dysentériques des saignées générales et locales, et s'en trouvait très-bien.

Mais les protestations contre la méthode d'Annesley ne s'en sont pas tenues à la dose, et beaucoup de médecins ont raconté les mécomptes que l'administration exclusive et constante du calomel leur avait fait éprouver. On trouve dans les *Comptes-rendus de l'hôpital Saint-Thomas*, l'observation d'un matelot qui, ayant contracté la dysenterie dans la mer des Indes, était venu se faire soigner dans cet hôpital. M. Wegg, chargé de lui donner des soins, lui fit prendre d'abord le calomel, et ayant complètement échoué par ce moyen, essaya les astringents et le guérit. A ce sujet, le docteur Roots, qui ajoute des remarques à l'observation publiée par M. Wegg, proclame qu'on abuse du calomel, que cet agent est souvent inefficace, et qu'il faut lui préférer d'autres remèdes, et entre autres l'ipéca et les astringents [2].

Dans son remarquable livre sur les maladies du Bengale, William Twining soutient une opinion conforme à celle du docteur Roots. Au chapitre consacré par lui au traitement de la dysenterie, il s'élève fortement contre l'abus du calomel employé, dit-il, sous une foule de prétextes, quelles que soient la nature et la couleur des selles. Twining n'exclut pas cependant le proto-chlorure de mercure du traitement de la maladie dont nous parlons, mais il réserve ce remède pour les cas où la dysenterie existe avec une

---

[1] *Observations of the late epidemie of dysentery in Dublin.* (*Dublin medical Journal*, may 1849.)

[2] *Saint-Thomas's Hospital reports*, 1836.

fièvre forte, beaucoup de chaleur, et où les évacuations, très-fréquentes et très-peu abondantes, consistent en du sang pur; c'est alors qu'associé, à la dose d'un scrupule, à l'ipécacuanha et venant après des saignées, le calomel lui a paru utile[1]. Quinze ans après Twining, un autre praticien très-recommandable, qui a écrit, lui aussi, sur la dysenterie du Bengale, John Macpherson, signale hautement en son nom et en celui des confrères qui pratiquent avec lui, les insuccès de la méthode exclusive d'Annesley. Voici ses propres expressions: « *Practitioners seem to have been gradually losing faith in the mercurial treatment*[2]. »

L'auteur anglais qui a dirigé les plus rudes attaques contre la méthode d'Annesley, et qui a le plus contribué à la faire tomber en discrédit, est sans contredit Morehead. Dans le livre déjà cité par nous, ce dernier a rédigé contre le calomel un véritable acte d'accusation. Ce qu'il y a de singulier et ce qu'on doit attribuer peut-être à l'esprit de nationalité, si tyrannique chez nos voisins d'outre-Manche, c'est que Morehead, protestant contre l'emploi abusif du calomel dans le traitement de la dysenterie, s'en prend surtout à M. Haspel, qu'il accuse de prodiguer ce remède. Quoi qu'il en soit de la justice de cette accusation, l'auteur anglais nous affirme que le calomel est aujourd'hui à peu près délaissé dans l'Inde, comme remède de la dysenterie. On ne lui reconnaîtrait plus d'autres avantages que de produire, à la dose de 10 grains, un effet purgatif qui ne s'étendrait pas au gros intestin, siége de la maladie.

On le voit, les choses comme les hommes souffrent d'avoir des imprudents amis, et les exagérations d'Annesley ont préparé celles de Morehead. L'Angleterre est passée, à l'égard de l'emploi du

---

[1] *Clinical Illustrations of the more important diseases of Bengal*, by William Twining, 1835, tom. I.

[2] *On Bengale dysentery and its statistics*, etc., by John Macpherson. Calcutta, 1850.

calomel dans la dysenterie, d'un engouement trop considérable à un trop grand abandon.

Quel a été le sort du médicament qui nous occupe, dans les autres nations et dans les autres écoles médicales?

L'Allemagne n'a jamais partagé l'engouement de l'Angleterre à l'égard du calomel. Il ne serait d'ailleurs jamais venu à la pensée de l'un des grands médecins hippocratistes dont s'honore l'Allemagne, qu'il pût exister une panacée contre toutes les dysenteries. Pour comprendre toute l'erreur d'une pareille affirmation, il faut lire le chapitre X du *Traité de la dysenterie de* Zimmermann, il faut lire surtout dans la *Médecine pratique* de Stoll les chapitres qui ont trait à *la nature et au caractère de la dysenterie.* «Comme j'ai scruté, dit l'immortel médecin de Vienne, avec une attention particulière la nature de la dysenterie; comme j'ai comparé entre elles les constitutions de différentes années, et qui plus est les dysenteries d'une même année, j'ai observé non-seulement entre les premières, mais aussi entre les secondes, de grandes différences; non pas de ces différences accidentelles et qui n'obligent pas à changer le traitement, mais de celles qui constituent en quelque sorte une autre maladie qu'il faut combatre avec d'autres moyens[1].» Aussi Stoll admet-il des dysenteries fluxionnaires, rhumatismales, bilieuses, putrides, inflammatoires. Or, dans plusieurs de ces dysenteries, et surtout dans les dysenteries bilieuses, il préconise fort la médication évacuante, mais il insiste surtout sur l'emploi des émétiques ou des éméto-cathartiques. Quant aux purgatifs, il repousse la rhubarbe pour préférer « les purgatifs très-doux, anti-bilieux, simplement eccoprotiques, tels que le tamarin, la casse [2], etc. De l'emploi du calomel, pas une mention.

---

[1] *Médecine pratique* de Max. Stoll, trad. par Mahon, édit. de l'*Encyclopédie.* Paris, chez Gautret, 1838, pag. 263.

[2] *Loc. cit.*, pag. 268.

Dans le court chapitre que le *Manuel de médecine pratique* d'Hufeland consacre à la dysenterie, le médecin de Berlin, quoique faisant jouer un rôle exagéré au rhumatisme dans la pathogénie de la dysenterie, se livre cependant, en grand praticien qu'il est, à une analyse clinique savamment approfondie. Il admet, comme la plus commune, une espèce de dysenterie qu'il nomme bilioso-rhumatismale, et recommande contre elle, « d'abord l'ipécacuanha à dose vomitive, puis une purgation, avec une potion dans laquelle entrent la manne, le tamarin et une petite quantité de sel de Glauber et de tartre émétique[1]. » Un peu plus loin, il parle bien du calomel, mais sans insister et sans assigner à ce dernier des indications spéciales.

Nous jugeons inutile de multiplier les citations; celles qui précèdent suffisent pour démontrer que les grands médecins hippocratistes dont l'Allemagne s'honore, ou bien n'ont pas employé le calomel contre la dysenterie, ou, s'ils l'ont employé, ne lui ont assigné aucun rôle particulier et ont confondu son action avec celle des autres purgatifs. Cette manière de voir est partagée par les médecins allemands contemporains qui, à d'autres points de vue, par l'abandon des doctrines de l'école de Vienne, s'éloignent d'une manière si fâcheuse de la route suivie par leurs illustres devanciers. Nous trouvons l'opinion dominante aujourd'hui en Allemagne, sur les effets du calomel, résumée dans le *Traité de pathologie et de thérapeutique* (*Handbuch der Pathologie und Therapie*. Stuttgard, 1851) du professeur Wunderlich. Celui-ci, réagissant contre l'exclusivisme des médecins anglais, ne fait jouer au calomel, dans le traitement de la dysenterie, qu'un rôle presque mécanique et le destine seulement à combattre, par son action purgative, les accumulations de matières fécales dans l'intestin.

---

[1] *Manuel de médecine pratique*, trad. de Jourdan. Paris, 1848, pag. 380.

Esprit de nationalité à part, il nous semble que, sans préciser suffisamment à nos yeux les indications de l'emploi du calomel dans la dysenterie, les médecins français se sont plus rapprochés du but à atteindre que ceux de l'étranger. Si le médicament a été prescrit avec moins d'engouement qu'en Angleterre, il a été donné par des observateurs plus désireux de préciser ses effets et les cas spéciaux où il convient.

Pour être juste, il faut reconnaître cependant que la France a emprunté à l'Angleterre l'idée de l'emploi du calomel dans la dysenterie. Les ouvrages de matière médicale et de thérapeutique, relativement assez récents, ne font nullement allusion à cette pratique. Desbois (de Rochefort), dans son *Cours élémentaire de matière médicale*, publié à Paris en 1793, n'en parle pas. Même silence dans l'édition du *Précis de matière médicale* de Venel, donné par Carrère en l'an VIII. En 1832 même, Mérat et de Lens, dans leur *Dictionnaire de matière médicale et de thérapeutique*, se contentent de dire que les Anglais font un usage journalier du proto-chlorure de mercure, sans dire un mot de la méthode d'Annesley, dont le livre avait paru au moins quatre ans auparavant.

C'est postérieurement que la pratique des médecins de l'Inde a frappé l'attention du monde médical français, et l'initiative de cette importation scientifique utile revient à peu près tout entière aux médecins de nos armées de terre et de mer. Ceux-ci, ayant à lutter contre la dysenterie dans des pays chauds, où elle a des caractères communs avec celle de l'Inde, ont eu l'idée fort naturelle d'avoir recours au traitement qui avait été préconisé par les praticiens anglais de cette contrée. Malheureusement un obstacle sérieux est venu fréquemment nuire à la précision des résultats de leur expérimentation : ils ont préféré d'habitude au calomel pur des médicaments composés où ce sel subit diverses associations. Les pilules de Segond, où le proto-chlorure de mercure est associé à l'ipécacuanha et à l'opium, et quelques autres préparations analogues, sont ainsi entrées dans leur pratique usuelle. Sans nier que de tels médicaments aient pu réussir, on doit reconnaître combien est difficile l'exacte appréciation des vertus thérapeutiques réelles d'un mélange de drogues disparates. D'ordinaire, l'empirisme crée seul de pareils amalgames, seul il en conserve l'usage; aussi, quand de tels remèdes ont été employés pendant de longues années, on n'en sait pas plus sur leur véritable efficacité et sur leurs véritables indications qu'au jour où ils ont été vantés pour la première fois.

L'un des médecins qui s'est préoccupé le mieux de préciser les cas de dysenterie où convient le calomel, est le docteur Erhel, chirurgien de la marine. Dans une thèse soutenue à Paris en 1852, il mit en parallèle les indications spéciales de l'ipécacuanha avec celles du calomel, et en arriva à cette conclusion que l'ipéca convient aux cas récents et relativement bénins de dysenterie; il recommande, au contraire, le calomel pour les cas graves, quand les selles consistent en du sang pur et quand le malade a tardé à réclamer des soins médicaux. L'ipécacuanha, selon notre estimable confrère, échouerait autant dans les cas graves que le calomel dans les cas bénins.

Tout en rendant parfaitement justice aux intentions du docteur Erhel, et en le louant de ne pas s'être contenté de trouver des formules, mais bien ce que les grands praticiens ont toujours cherché, c'est-à-dire des indications, nous regardons comme erronées celles qu'il a formulées. La distinction des dysenteries en légères et graves est tout à fait insuffisante au point de vue thérapeutique, et n'arrive pas jusqu'à la nature de l'affection. Aussi il est impossible de croire que le calomel puisse être utile contre les cas graves de dysenterie, alors qu'il serait impuissant contre les cas légers, et il faudrait admettre, pour être logique, que les cas légers observés par M. Erhel étaient d'une tout autre nature que les cas graves.

Dans son remarquable livre sur les *maladies des Européens dans les pays chauds*, M. Dutroulau consacre un chapitre important à la dysenterie. Arivant au traitement de cette maladie, il s'occupe de l'action du calomel. Au lieu d'établir, comme Stoll et toute l'École hippocratique, des variétés dans la nature de la dysenterie, il ne trouve, ainsi que le docteur Erhel, que des différences dans l'intensité de l'affection. Pour la forme légère de la maladie, il préfère au calomel le petit-lait manné, dont il fait comme une sorte de panacée. Le calomel est, au contraire, le remède «*de la dysenterie moyenne*», lorsque l'ipécacuanha a échoué. Il le prescrit alors à la dose de 1 gramme associé à l'opium. Enfin, dans les dysenteries graves, il veut qu'après des émissions sanguines locales on en arrive à la fois à de fortes doses d'ipécacuanha et à de fortes doses de calomel; seulement, au lieu de prescrire ensemble ipéca et calomel, ainsi qu'on le fait trop souvent, il donne l'ipéca à la brésilienne le matin et le calomel le soir, pendant plusieurs jours [1].

Il n'est pas nécessaire de répéter que cette division d'une maladie en cas bénins, moyens et graves, est tout à fait insuffisante pour celui qui veut formuler des indications thérapeutiques rationnelles. Si une pareille division a de l'importance au point de vue du pronostic, il n'en est pas de même au point de vue du traitement. Le même remède convient aux cas les plus graves d'une affection comme aux cas bénins, pourvu que ces cas soient de même nature; témoin le quinquina, qui est aussi bien employé contre la fièvre pernicieuse que contre la fièvre intermittente simple. En s'associant à l'opinion du docteur Erhel, pour réserver le calomel aux cas graves de dysenterie, M. Dutroulau a pu trouver dans une même localité, comme la Martinique, et pendant un certain nombre d'années, ce que les anciens ont ap-

---

[1] A. Dutroulau; *Traité des maladies des Européens dans les pays chauds*. Paris, 1861, pag. 456 et suiv.

pelé une constitution médicale stationnaire. On peut expliquer ainsi les succès de sa pratique, succès que nous ne mettons pas un instant en doute ; mais il ne faudrait pas transformer en une règle invariable les conclusions d'une observation restreinte, et croire que ces conclusions seraient vérifiées dans tous les lieux et dans tous les temps. De semblables erreurs ne sont que trop communes à notre époque, où l'on méconnaît la grande loi de la contingence des faits vitaux.

L'emploi empirique du calomel a conduit à des mécomptes aussi bien en France qu'en Angleterre.

Nous avons déjà cité les paroles de Morehead, parlant au nom de ses confrères de l'Inde ; nous trouvons un témoignage du même ordre et non moins important, qui émane d'un collègue de M. Dutroulau dans la médecine navale, M. Delioux de Savignac. Dans son excellent *Traité de la dysenterie*, l'honorable M. Delioux écrit textuellement : « J'ai beaucoup employé le calomel autrefois, et frappé de ses inconvénients et de son insuffisance, je suis arrivé à en restreindre de plus en plus l'emploi [1]. » Nous n'acceptons bien entendu cette condamnation qu'en tant qu'elle s'adresse à l'usage abusif du sel mercuriel administré en quelque sorte les yeux fermés. D'ailleurs, M. Delioux lui-même, quoiqu'il réagisse énergiquement contre des écarts de pratique dont il a été témoin, parle de la nécessité d'établir « les indications de l'emploi du calomel ». Ici, nous sommes pleinement de son avis ; aussi avons-nous lu avec la plus grande attention les idées qu'il émet à cet égard.

« On admet, dit l'honorable médecin en chef de la marine, que le calomel agit de deux manières : la première est de mercurialiser le sujet et de combattre, par les propriétés altérantes

---

[1] *Traité de la dysenterie*, et *Bulletin général de thérapeutique*, 1863, tom. LXIV, pag. 439.

du métal en question, l'état morbide fondamental antiphlogistique ou toxique. Je suis loin de méconnaître les services que peut rendre le mercure dans les maladies à fonds d'intoxication ou de virulence ; et cependant je dois dire que jamais le mercure ne m'a paru avoir une influence spéciale sur les conditions toxicohémiques de la dysenterie. » Ceci est en partie très-juste, et faire du mercure un spécifique de la dysenterie, comme il est un spécifique de la syphilis, serait absurde ; mais l'action antiphlogistique du mercure est tout à fait indépendante de son affection spécifique, et elle est tout aussi réelle. Il combat l'élément phlogose dans toutes les circonstances auxquelles celui-ci se présente, aussi bien dans l'ophthalmie, je suppose, que dans la péritonite. Or, si cet élément existe, à un degré plus ou moins grand, dans certaines dysenteries, pourquoi ne l'y combattrait-il pas? M. Delioux qui, dans le passage cité par nous, semble faire le procès du calomel, est si bien de notre avis un peu plus loin, qu'il parle de l'action du protochlorure de mercure dans la *dysenterie inflammatoire.*

Le second effet qu'on attribue au calomel, continue M. Delioux, c'est de déterminer énergiquement la supersécrétion des glandes annexes de l'intestin, et de produire sur celui-ci un effet, soit substitutif, soit révulsif. Notre honorable confrère souscrit volontiers à une telle opinion, mais à côté de cet avantage il place un grave inconvénient. En même temps que se produit cet effet dynamique, ne s'en produit-il pas un autre, topique et irritant, dû au contact du composé mercuriel avec la membrane muqueuse qu'il doit parcourir sur une grande étendue, à cause de son insolubilité? Je le crois et je le crains, ajoute M. Delioux. Mais, à notre avis, cette insolubilité du calomel est précisément une garantie contre l'excès d'irritation qu'il pourrait produire sur l'intestin. Quant à la possibilité d'une irritation légère, nous ne la nions pas; mais, loin d'être nuisible, elle est de nature à déterminer une substitution heureuse. Il est nécessaire de repousser deux erreurs qui n'ont eu que trop de crédit : l'idée de la nature constamment inflammatoire de la dysenterie, et celle de la transformation du calomel en sublimé, prétendue nécessaire à l'absorption du premier. Malgré l'opinion de M. Mialhe, la seconde assertion n'est pas plus démontrée que la première. Nous établirons ce point dans la suite de notre travail.

Un peu plus loin M. Delioux, en parlant des désordres produits par le calomel dans la bouche, voit avec raison dans ces désordres un inconvénient du remède qui nous occupe. Mais cet inconvénient, que l'on peut d'ailleurs surveiller et modérer par des soins attentifs, n'est pas sans une réelle compensation. Affirmer que la salivation est impuissante à déterminer une révulsion utile, c'est aller contre les inductions les plus sûres de la théorie, c'est aller contre les résultats de notre observation.

Malgré ces préventions théoriques, M. Delioux est trop bon praticien pour repousser complètement l'emploi du calomel dans la dysenterie, seulement l'honorable médecin de la marine conclut qu'il est nécessaire de préciser ses indications. Or, voici son opinion à cet égard. Lorsque, avec l'ipécacuanha et les purgatifs doux, on n'est pas parvenu à modifier dans leur quantité et leur nature les évacuations alvines, il faut recourir au calomel. Et il ajoute un peu plus loin que l'indication de ce remède existe particulièrement dans la dysenterie inflammatoire.

Ces idées ne sont pas opposées à celles que nous exposerons. Nous ferons seulement observer ici que, dans la vraie dysenterie inflammatoire, le traitement ne saurait débuter par des évacuants, mais bien par des antiphlogistiques. Il s'ensuit que la dysenterie inflammatoire, dans laquelle M. Delioux a recours à l'ipéca et aux purgatifs doux, et ultérieurement au calomel, n'est sans doute pas une dysenterie inflammatoire franche, mais bien une dysenterie où l'élément inflammatoire modéré est, dans une certaine mesure, associé à l'élément gastrique bilieux. Si telle était bien la manière de voir de M. Delioux, nous serions très-heureux de nous rapprocher en définitive de l'opinion de notre savant confrère dans un sujet où sa compétence est incontestable.

IV.

De ce résume historique il résulte que si, depuis assez longtemps déjà, le calomel a été employé contre la dysenterie, cet emploi n'a pas eu lieu, généralement du moins, d'après des indications nettement tracées. Quoi d'étonnant donc à ce qu'un moyen actif, empiriquement administré, ait pu faire, en certaines mains, autant et plus de mal qu'il a fait de bien dans d'autres circonstances !

Il est cependant, en somme, assez facile d'arriver aux indications que nous cherchons. Il suffit pour cela de se rendre compte de la nature de la dysenterie et des effets du calomel sur l'organisme vivant, et d'interroger les faits cliniques par une expérimentation prudemment conduite. Or, nous avons déjà exposé brièvement deux des trois données du problème. La nature de la dysenterie a été, au début de ce travail, rappelée en quelques mots. Nous avons raconté les faits cliniques tels que nous les avons observés. Reste à faire connaître l'action du calomel sur l'organisme vivant, action qui est généralement connue, et dont nous avons pu d'ailleurs éclairer quelques points encore obscurs par des expériences sur les animaux.

Il est démontré que la modification produite par le calomel sur l'organisme vivant n'est pas une, mais multiple. Nous n'avons à étudier ici que son action purgative et son action antiphlogistique et antiplastique.

Action purgative. — Beaucoup de praticiens ne portent pas assez leur attention sur les différences radicales qui séparent entre eux les purgatifs. Il ne suffit pas de voir dans ceux-ci des agents destinés à augmenter les évacuations intestinales ; mais il faut tenir grand compte de leur mode d'opérer et de la nature des évacuations produites par eux. C'est ainsi, par exemple, que les effets du séné portent beaucoup plus sur les nerfs et les muscles de l'intestin que sur la muqueuse intestinale et les glandes; de là, sans doute, les coliques violentes que ce médicament produit, surtout lorsqu'il n'est pas associé à d'autres substances capables de faire affluer du mucus ou de la sérosité à la surface de la muqueuse, et qu'il force ainsi la tunique musculeuse à se contracter énergiquement sur des fécès endurcis. Les sucs eux-mêmes qui sont appelés à la surface de l'intestin sont très-variables suivant les purgatifs : certaines substances sont hydragogues, c'est-à-dire qu'elles paraissent purement faciliter l'exhalation du sérum du sang; d'autres substances sollicitent la sécrétion de glandes contenues dans la paroi intestinale ; enfin il est des médicaments qui s'adressent plus ou moins exclusivement aux grosses glandes annexes de l'intestin, le foie et le pancréas. Ainsi, la rhubarbe et l'aloès méritent l'épithète de cholagogues que leur donnaient les anciens.

Parmi ces effets si divers qui peuvent être produits par les purgatifs, quels sont ceux qui appartiennent en propre au calomel ? Nous les croyons complexes. Si le proto-chlorure de mercure ne détermine pas une évacuation considérable de sérosité, et s'il n'est pas vraiment hydragogue, il augmente la sécrétion du mucus intestinal, comme la viscosité des selles produites par lui le démontre suffisamment. Le premier effet de la purgation est donc une hypersécrétion des follicules et des glandes de l'intestin. Mais là ne s'arrête pas l'action du calomel, et il faut y voir l'un des cholagogues les plus puissants et le rapprocher de l'aloès et de la rhubarbe. L'opinion que nous émettons est fort ancienne et repose sur la coloration bilieuse que présentent les selles des sujets qui ont pris du calomel. Il suffisait que cette opinion fût ancienne, pour qu'elle eût de nos jours des détracteurs. Les adversaires exagérés de la polycholie ont soutenu que la coloration verdâtre rappelant celle des herbes cuites, ne doit pas être attribuée à la bile, mais bien à la présence d'un polysulfure de mercure, rattaché lui-même à la décomposition du calomel dans le tube digestif, au contact du soufre qui y est contenu. Le regrettable professeur Forget, entre autres, a chaudement défendu cette manière de voir, dans un article sur l'Ictère, inséré au *Bulletin thérapeutique*[1]. Mais Michéa s'est fait, à son tour, l'avocat de l'opinion ancienne, et l'a établie par plusieurs expériences. En versant de l'acide nitrique sur les matières rendues par les sujets soumis à une dose de calomel, il a augmenté la coloration verdâtre de ces selles et déterminé une teinte analogue à celle des urines ictériques traitées par le même réactif. Dans un cas comme dans l'autre, il est donc rationnel d'attribuer la réaction par l'acide nitrique, sinon à la présence de tous les éléments de la bile, au moins à celle de la biliverdine. Des faits cliniques corroborent l'assertion de Michéa. C'est d'abord la lenteur des effets du calomel qui est analogue à la lenteur de ceux de l'aloès et de la rhubarbe. Aussi est-on amené à penser que pour ces trois purgatifs les selles ne se produisent surtout qu'après leur passage dans les secondes voies et leur arrivée au foie au moyen de la veine porte. D'une autre part, les bons résultats obtenus du calomel dans les maladies de foie, prouvent que le sel de mercure agit spécialement sur cet organe. Nous ne nions pas que la présence d'un polysulfure de mercure ne contribue pas en quelque chose à la coloration des selles déterminées par le calomel, mais nous repoussons l'opinion exclusive de Forget, et nous croyons à une hypersécrétion biliaire sous l'influence de notre médicament.

---

[1] Tom. XXXI, pag. 7.

Pour finir d'exposer ce qui a trait à l'action purgative du calomel, nous n'avons qu'à ajouter qu'il doit être rangé parmi les purgatifs doux. Il agit sans produire de colique et en n'excitant que modérément la muqueuse intestinale. Si les évacuations qu'il détermine sont tardives, elles sont d'ordinaire copieuses et se prolongent assez longtemps; enfin, comme il est insipide, son administration est facile, même chez les enfants.

Voilà, en court résumé, quel est le mode de purgation du calomel. Nous aurons à en tenir grand compte pour établir ses indications dans la dysenterie. Mais, en attendant, nous ne pouvons pas fermer les yeux sur ses inconvénients. Ainsi, il est assez souvent infidèle, ce qui tient peut-être à ce que, étant insoluble, il a besoin de subir une modification chimique avant d'agir. Un second inconvénient plus grave est la stomatite qu'il produit; ces deux inconvénients sont réels, mais ils sont loin d'être irrémédiables.

Il est avéré tout d'abord que l'impuissance du calomel se montre surtout quand il est administré en une seule dose, même lorsque cette dose est élevée. Quand la dose est fractionnée, l'action purgative manque très-rarement. Dans la méthode dite de Law, dont la vulgarisation doit tant à M. Trousseau, plusieurs médecins ont pensé que la sûreté de la purgation était due aux petites quantités de sel mercuriel administré. Il n'en est rien: des doses beaucoup plus considérables, mais répétées aussi souvent (10 centigrames chaque deux ou trois heures, par exemple) purgent encore plus sûrement et surtout plus énergiquement. Aussi, à part les cas où nous avons affaire à de jeunes enfants ou à des sujets débilités, nous préférons administrer 1 gramme à dose fractionnée que les 5 centigrammes si fort recommandés par Law et M. Trousseau.

Pour ce qui est des inconvénients de la stomatite, ils sont réels; mais, répétons-le, ils peuvent être empêchés ou tout au moins modérés par une surveillance attentive. La stomatite n'est pas d'ailleurs sans présenter des avantages qui doivent entrer en ligne de compte.

Comment le calomel, qui est insoluble, peut-il agir sur l'intestin de manière à purger efficacement, et sembler ainsi donner un démenti au viel axiome : *Corpora non agunt nisi sint soluta?* Depuis l'affirmation de M. Mialhe, on répète partout que, sous l'influence des chlorures alcalins qui sont contenus dans l'intestin, le proto-chlorure de mercure se change en bi-chlorure, et que les effets purgatifs sont dus à ce bi-chlorure. Cette théorie, quelle que soit la valeur de l'homme qui l'a mise en avant, nous paraît combattue à la fois par la clinique et par la chimie. Le sublimé est un irritant et point un purgatif. De deux choses l'une : ou après l'ingestion du calomel il ne se formera qu'une très-faible proportion de sublimé, et alors le sujet ne sera pas purgé : — voit-on, en effet, d'ordinaire les pilules de Dupuytren ou la liqueur de Van Swiéten purger efficacement les malades qui les prennent? — ou bien, au contraire, une portion assez notable du calomel ingéré se transformera en sublimé, et on observera des effets irritants et même des effets toxiques.

Il est impossible d'admettre que quelle que soit la dose de calomel ingéré (cette dose pouvant osciller d'ordinaire entre 5 centigrammes et 2 grammes), quelle que soit la prolongation du séjour du médicament dans l'intestin, quelle que soit la quantité de chlorures contenue dans le tube digestif, il se forme presque constamment assez de sublimé pour agir médicalement et purger, et jamais assez pour empoisonner. Je ne crains pas d'affirmer que si la transformation admise par M. Mialhe s'effectuait normalement, le calomel serait, à dose un peu élevée, un médicament très-dangereux qu'il faudrait à tout jamais bannir de la matière médicale.

Mais ce n'est pas seulement la clinique qui bat en brèche la théorie de M. Mialhe, c'est encore la chimie. Tout le monde sait qu'au contact des substances albuminoïdes, le sublimé se convertit en un corps insoluble; de sorte que ce sublimé, qui est censé se former après l'ingestion du calomel, trouverait à l'instant un corps qui le replongerait dans l'indissolubilité. Si, en effet, le calomel rencontre des chlorures dans l'intestin, il y rencontre une bien plus notable proportion de substances albuminoïdes.

On doit donc repousser l'hypothèse de M. Mialhe. Faut-il croire, pour expliquer l'action purgative du calomel, que si ce composé mercuriel ne se change pas en sublimé, il se transforme en un autre composé soluble non encore déterminé, dont l'élément électro-négatif est un acide organique? Cela est possible. Mais remarquons aussi que le calomel à la vapeur est en poudre très-fine; cette poudre est capable de produire une excitation spéciale sur la membrane muqueuse de l'intestin, et par là de déterminer l'hypersécrétion des follicules et des glandes de cette muqueuse; à raison de la ténuité de ses molécules, elle peut même être absorbée et parvenir ainsi jusqu'au foie. Ceci expliquerait comment le calomel simplement pulvérisé reste inactif et comment le précipité blanc, qui est en poussière encore bien plus fine que le calomel à la vapeur, est si facilement absorbé, si énergique et si toxique. Cette dernière manière de voir nous paraît la plus rationnelle et la plus probable.

Action sédative et antiplastique. — Quelle que soit la face (état morbide ou acte morbide) sous laquelle on envisage l'inflammation, le calomel la combat. Contre l'état morbide inflammatoire, on le voit abaisser l'énergie des forces, diminuer la force des pulsations ainsi que la chaleur animale, en un mot produire sur l'organisme vivant l'effet inverse à celui des excitants. Dans les cours de thérapeutique et de matière médicale que nous avons faits dans la Faculté de médecine de Montpellier, nous avons montré à nos élèves des animaux soumis à l'action prolongée des frictions mercurielles. Chez ces animaux, qui ne tardaient pas à mourir, l'énergie fonctionnelle était au-dessous du degré normal, le pouls était plus faible, la température avait diminué. Telle est, en général et plus ou moins accusée, l'action de bon nombre de composés mercuriels et spécialement du calomel. L'acte morbide *inflammation* subit de la part de celui-ci des effets encore plus prononcés. On sait que l'inflammation produit l'augmentation de la fibrine du sang et de la plasticité de ce liquide. Or, le mercure détermine, au contraire, la fluidification du sang et sa défibrination ; aussi est-ce un puissant moyen de prévenir l'inflammation et même d'amener la résolution d'une inflammation déjà établie.

Le calomel donné à l'intérieur possède à cet égard une action aussi efficace que les frictions mercurielles.

Que dans une fièvre inflammatoire intense, si le pouls est plein et dur, le mercure, pas plus qu'aucun contro-stimulant, ne puisse remplacer la saignée, cela est évident. Mais il est tout aussi évident par ce qui précède que, chez un sujet auquel il est administré des doses assez élevées de calomel, il faut tenir compte non-seulement de l'action purgative du sel mercuriel, mais encore de l'action sédative et antiplastique, action qui, pour ne pas être tout d'abord aussi saillante que la première, n'en existe cependant pas moins.

L'action purgative et l'action sédative du calomel sont les seules que nous intéressent ici. L'action spécifique et l'action altérante, qui sont la conséquence, non d'une ou deux doses du composé mercuriel, mais de doses longtemps continuées, n'a aucun rapport avec le sujet que nous traitons en ce moment.

V.

Malgré la connaissance que nous avions pu acquérir des effets du calomel, soit par les travaux d'autrui, soit par nos propres observations cliniques, nous n'avons voulu négliger aucun moyen de contrôle. Aussi avons-nous résolu de répéter les expériences d'Annesley et d'administrer le protochlorure de mercure à des animaux vivants. Notre but principal, en instituant ces expériences, a été de déterminer quel degré d'irritation le calomel apporte sur la membrane muqueuse du tube gastro-intestinal, et dans quelle limite se fait l'absorption du médicament et son emmagasinement dans le foie. Entre autres expériences, nous allons en rapporter cinq qui nous ont paru suffire aux éclaircissements dont nous avions besoin.

Première expérience, *faite sur un lapin, en lui administrant par la bouche et en une seule fois 1 gramme de calomel.*

Avant l'expérience, il y avait par minute 132 pulsations et 92 respirations. Poids de l'animal, 2020 grammes.

Nous faisons avaler au lapin, au moyen d'un entonnoir dont la partie effilée a été rendue mousse à une vive flamme, la dose de 1 gramme de calomel suspendu dans un peu d'eau. Nous avons soin de reprendre à deux reprises par une petite quantité d'eau la partie du calomel qui est restée adhérente à la paroi du verre, et nous nous convainquons que tout le calomel a été avalé. L'animal, qui s'est vivement débattu pendant l'expérience, est rendu à la liberté, et ne paraît nullement fatigué par l'opération.

Au bout d'une heure, il survient de l'affaissement; le lapin, que nous cherchons à effrayer, se sauve moins précipitamment que tout à l'heure. Le pouls est tombé à 120 et la respiration à 88.

Dans la 1/2 heure qui suit, l'affaissement fait des progrès rapides; bientôt le lapin ne se meut plus que par bonds, en traînant le train postérieur. Un peu plus tard il se laisse tomber sur le côté, et ne peut plus fuir à notre approche. A ce moment les pulsations sont à 102 et la respiration à 80; la tête et la bouche se sont refroidies; des mouvements convulsifs se déclarent, et l'animal meurt juste 1 heure 1/2 après l'ingestion du calomel. Cette mort si prompte ne laisse pas que de nous étonner.

L'autopsie est faite immédiatement, et voici ce qu'elle nous permet de constater :

Sang très-diffluent et d'une coloration qui rappelle celle de la gelée de groseilles.

Cœur flasque.

Poumons engoués et présentant surtout à la base une coloration lie de vin très-prononcée.

Œsophage légèrement injecté.

Estomac injecté modérément, surtout aux environs du pylore.

Intestin grêle très-fortement injecté dans les 2/3 supérieurs, beaucoup moins dans le 1/3 inférieur. Les vaisseaux sont très-fortement accusés, et l'on voit sous la muqueuse un assez grand nombre de noyaux hémorrhagiques, dont les plus gros ont la dimension d'une lentille.

Gros intestin absolument normal.

Foie très-injecté, gorgé de sang.

Rein, injection légère.

Cerveau normal.

Nous notons dans cette expérience :

1° La rapidité d'action du calomel, dont l'action toxique a pour ainsi dire foudroyé notre lapin après 1 heure 1/2 d'ingestion;

2° L'action contro-stimulante produite par le sel de mercure;

3° La vive rougeur et l'hémorrhagie interstitielle qui s'est manifestée dans les 2/3 supérieurs de l'intestin grêle, lésions qui dénotent une violente inflammation;

4° L'irritation très-légère de l'œsophage et de l'estomac, qui tend à indiquer que le calomel a traversé ces organes à peu près comme une poudre inerte, tandis qu'il n'a trouvé que dans l'intestin grêle les conditions où son action irritante et toxique peut se manifester;

5° L'intégrité absolue du gros intestin. Comme la mort est survenue probablement avant qu'une partie notable de la substance ingérée arrivât jusqu'au gros intestin, cette constatation est moins importante que dans les cas qui vont suivre ;

7° La vive injection et la congestion du foie, qui témoignent dans le sens d'une action spéciale exercée sur cet organe par le protochlorure de mercure.

En présence de ce résultat, il était important de déterminer si dans 1 heure 1/2 le mercure avait pu arriver jusqu'au foie en quantité assez notable pour y produire de l'irritation, ou si l'irritation constatée était sympathique de celle de l'intestin. C'est pour résoudre un pareil problème que nous avons entrepris, dans le laboratoire de M. le professeur Béchamp, des expériences destinées à rechercher le mercure dans le foie de notre animal.

Recherche du mercure, — Le foie du lapin est traité par la méthode générale pour l'extraction des métaux dans les matières organiques. A cet effet, il est placé dans une capsule de porcelaine avec addition d'une quantité convenable d'une eau régale composée de trois parties d'acide chlorhydrique et d'une partie d'acide nitrique. Le tout est chauffé jusqu'à dissolution complète de la matière organique, filtré, rendu alcalin par l'ammoniaque et traité par un excès d'hydrogène sulfuré. L'entrée de ce gaz détermine la précipitation de la plupart des métaux qui peuvent se trouver dans la liqueur, et spécialement du mercure.

Le précipité ci-dessus est recueilli sur un filtre, lavé et redissous par quelques gouttes d'eau régale, sous l'influence de la chaleur. Le mercure qui se trouve dans cette dernière solution y existe, après l'action de l'eau régale, à l'état de bichlorure. La solution mercurique est évaporée à une douce chaleur jusqu'à siccité, puis reprise par l'eau dans laquelle nous cherchons directement le mercure.

Pour déceler le mercure dans la solution précédente, nous faisons usage d'une lame de cuivre bien décapée, qui ne tarde pas à se recouvrir d'un dépôt de mercure métallique résistant à la friction. Ce dépôt, quoique très-peu considérable, est cependant suffisant pour ne laisser aucun doute sur la présence du mercure dans le foie de notre animal.

Ainsi, malgré le peu de temps qui a séparé la mort du lapin

de l'ingestion du mercure, le calomel a pu être absorbé en petite quantité et se condenser dans le foie de manière à y être décelé par l'analyse chimique. Doit-on rapporter à la présence du composé mercuriel dans le parenchyme hépatique, la vive injection que l'autopsie nous y a révélée? La quantité de mercure constatée a été si minime, que nous refusons de le croire. Si du moins celui-ci a joué un rôle dans le développement de l'irritation du foie, ce rôle n'a été que secondaire.

Deuxième expérience, *faite sur un lapin en lui administrant par la bouche à dose réfractée 50 centigrammes de calomel.*

Avant l'expérience : pulsations 146, respiration 96. Poids de l'animal, 1915 grammes.

Nous administrons à ce lapin toutes les heures et pendant dix heures consécutives, 5 centigrammes de calomel. Le procédé d'administration est le même que dans la première expérience.

Pendant les 4 premières heures, il ne survient rien de particulier. Au bout de ce temps, un léger affaissement se produit et va croissant. Cependant, 1/2 heure après la dernière dose, l'animal peut fuir devant nous, il a 120 pulsations et 94 respirations; la température de son corps a légèrement diminué. A ce moment, il est sacrifié par des coups portés sur la nuque.

L'autopsie est immédiate.

Œsophage sain.

Estomac, rougeur légère aux environs du pylore; les autres parties de la muqueuse sont pâles.

Intestin grêle présentant dans sa moitié supérieure une rougeur plus prononcée que celle de l'estomac, mais beaucoup moindre que chez l'animal de la première expérience. Il n'y a aucune trace d'hémorrhagie interstitielle. L'injection disparaît complètement dans la seconde moitié de l'intestin.

Gros intestin absolument normal.

Foie modérément congestionné.

Rein légèrement injecté.

Poumons et *cerveau* normaux.

Sang diffluent.

Dans cette expérience, nous avons pu nous rendre compte, au moment où nous l'avons voulu, de l'état des organes soumis à l'action du calomel. L'animal était encore plein de vie quand nous l'avons sacrifié. Or, nous avons constaté l'intégrité à peu près complète des organes. L'œsophage n'avait pas été irrité par le passage fréquent des doses de calomel. L'estomac lui-même avait été fort peu impressionné. Seuls, l'intestin grêle et le foie nous ont montré des modifications importantes à noter. Mais au lieu de l'inflammation intense de l'intestin grêle constatée dans la première expérience, nous n'avons trouvé qu'une congestion modérée. Le foie, lui aussi, était beaucoup moins congestionné que dans le cas précédent. Nous avons voulu savoir s'il contenait du mercure. Pour cela, nous avons employé le procédé ci-dessus décrit, et la lame de cuivre s'est recouverte d'une couche de mercure métallique beaucoup plus accusée que dans la première expérience. La quantité de mercure était approximativement triple, et cependant, répétons-le, le foie était beaucoup moins fluxionné.

Le gros intestin, circonstance très-importante, ne participait en rien à la lésion de l'intestin grêle ; il était pâle, quoique la première dose de calomel eût été donnée dix heures et demie avant la mort, et que le composé mercuriel eût pu cette fois, sans doute, arriver jusqu'à lui. Il semble donc, d'après cela, que le gros intestin échappe à l'action irritante que le calomel exerce avec une énergie plus ou moins grande sur l'intestin grêle.

Troisième et quatrième expériences, *faites sur deux lapins auxquels on administre toutes les heures un certain nombre de prises contenant 5 centigrammes de calomel.*

Ces expériences, que nous croyons inutile de relater ici tout au long, ont été complètement confirmatives de la deuxième. Dans la troisième expérience, un lapin prend pendant sept heures de suite 5 centigr.

de calomel. Dans la quatrième expérience, la même dose de 5 centigr. est répétée 11 fois. Chez ces deux animaux nous notons, au bout de quelques heures, de l'affaissement et la diminution de l'énergie et du nombre des battements du cœur. Après les avoir sacrifiés, nous ne constatons, à l'autopsie, d'autre lésion qu'une rougeur modérée de la moitié supérieure de l'intestin grêle et du foie. Le gros intestin reste toujours parfaitement normal.

Cinquième expérience, *dans laquelle on administre en dix fois, à un lapin, 5 centigrammes de calomel.*

Cette expérience est destinée à voir si le calomel administré d'après la méthode de Law, a des effets sensibles sur les organes et spécialement sur le tube digestif. 5 centigrammes de calomel sont mélangés à 1 gramme de sucre de lait, et divisés en dix paquets. Chacun de ces paquets est administré à un lapin du poids de 1710 grammes, de manière à ce que une heure d'intervalle sépare une prise de la suivante.

Pendant la durée de l'expérience, il est impossible de constater le moindre changement dans l'état physiologique du lapin.

1/4 d'heure après l'administration de la dernière prise, l'animal est sacrifié et l'autopsie pratiquée immédiatement. Tous les organes sont sains ; le tube intestinal est pâle dans toute sa continuité ; le foie est normal. Nous y cherchons inutilement le mercure par le procédé déjà indiqué ; la lame de cuivre reste complètement brillante et ne se recouvre de nulle trace de dépôt mercurique.

Avant de tirer une conclusion des expériences qui précèdent, nous nous croyons obligé de formuler, relativement à leur importance, une restriction que nous avons faite plusieurs fois dans des mémoires déjà publiés. Répétons donc qu'à nos yeux, on ne peut pas conclure infailliblement de ce qui se passe chez les animaux, à ce qui se passe chez l'homme. Les constatations expérimentales que l'on recueille chez les animaux ne nous offrent, en faveur de telle ou telle opinion, qu'un premier degré de probabilité ; la clinique seule est capable de donner à cette opinion une sanction définitive. Mais dans le cas spécial de l'action du calomel sur l'organisme vivant, nos observations cliniques sont trop d'accord avec les expériences ci-dessus relatées, pour que nous n'attachions pas à celles-ci une réelle valeur, alors même qu'elles sont pleinement en contradiction avec celles d'Annesley.

Nous croyons donc établi que le calomel est, à dose très-élevée, un irritant énergique qui peut donner la mort par l'énergie seule de cette irritation. Mais donné à dose moindre et fractionnée, il n'est plus qu'un irritant modéré ou même plutôt qu'un excitant de la membrane muqueuse de l'intestin grêle. Cette excitation, qui se montre aussi, mais d'une manière beaucoup moins sensible, à l'estomac, cesse vers la fin de l'intestin grêle et est tout à fait nulle dans le gros intestin. Quant au foie, qui condense dans son parenchyme le mercure apporté par la veine porte, s'il est violemment congestionné par les doses toxiques de protochlorure de mercure, il l'est à un degré beaucoup moindre par les doses médicamenteuses.

Notons enfin que l'état général des animaux soumis à nos expériences nous a montré une diminution dans l'énergie de la circulation, de la respiration et de la température animale, bref un abaissement des forces agissantes et une légère contre-stimulation.

Grand a été notre étonnement, il faut l'avouer, lorsqu'ayant voulu comparer les résultats de nos expériences avec le résultat de celles d'Annesley, nous avons constaté qu'ils étaient formellement en désaccord. Le médecin anglais, qui a opéré sur des chiens, a trouvé le foie sain, la tunique externe de l'estomac pâle, la muqueuse ridée, mais ne présentant aucune apparence de congestion artérielle ou veineuse. L'intestin grêle était rempli d'une matière épaisse et tenace, et ne présentait aucune trace de rougeur. Ces phénomènes étaient surtout très-nettement accusés chez un chien qui avait pris 12 grammes de calomel, tandis qu'un autre auquel on s'était contenté d'administrer 4 grammes de cette substance, présentait une injection de la muqueuse stomacale. Enfin, un chien sain ayant été ouvert, son estomac était beaucoup plus injecté que ceux qui avaient été soumis au calomel [1]. Annesley en conclut que le calomel est un hyposthénisant du tube gastro-intestinal, et qu'il diminue sa vascularité. « *It will appear that calomel, even in excessive doses, has the effect of diminishing vascular action* [2]. » Or, comme pour Annesley, ainsi que nous l'avons dit, la dysenterie est une pure inflammation de l'intestin, les effets excellents du calomel dans le traitement de celle-ci sont par là tout à fait expliqués et la théorie triomphe.

Nous n'hésiterions pas à nous inscrire en faux contre les expériences d'Annesley et les conclusions qu'il en tire, alors même que nous n'aurions à nous prévaloir que de ce que nous avons vu; mais il n'en est pas ainsi, et les assertions d'Annesley ont été démenties énergiquement dans l'Inde même. « Les expériences d'Annesley ont été critiquées et reprises par un médecin de l'Inde, J. Murray, qui a adopté des conclusions toutes différentes. Morehead, qui les cite dans son ouvrage, croit aussi que le calomel détermine une forte révulsion sur le tube digestif, et compare l'état de celui-ci, sur des chiens soumis à l'usage du calomel, à ce qu'il est dans la dysenterie aiguë. L'opinion la plus vraisemblable, c'est que la rougeur est due à l'hypersécrétion des follicules, laquelle ne peut s'opérer sans un afflux insolite du sang [3]. »

Comment expliquer l'erreur d'Annesley? Remarquons qu'il a opéré sur des chiens. Or, personne n'ignore avec quelle facilité les chiens vomissent et comment ils parviennent à se débarrasser des substances les plus toxiques. Le vomissement est même

---

[1] *Loc. cit.*, pag. 375 et suiv.
[2] *Idem*, pag. 380.
[3] Fonssagrives, *loc. cit.*, pag. 485.

d'autant plus facile, plus prompt et plus complet, que l'on administre à l'animal des doses plus élevées. C'est là ce que nous avons nous-même, après bien d'autres, observé plusieurs fois, et ce qui nous a décidé à ne pas choisir le chien comme sujet ordinaire de nos expériences thérapeutiques. La ligature de l'œsophage empêche, il est vrai, le vomissement, mais elle introduit une perturbation quelquefois promptement mortelle, qui enlève toute valeur aux résultats de l'expérience. Les chiens sur lesquels Annesley a opéré ont vomi, il le constate lui-même; et comme, le calomel étant insoluble, son absorption est lente, ils se sont débarrassés de tout ou du moins de la plus grande partie du composé mercuriel[1].

Nous préférons invoquer cette explication infirmative du témoignage d'Annesley, que toute autre. Nous ne pouvons cependant ne pas faire observer que le médecin de l'Inde était parti d'idées préconçues bien arrêtées, circonstance fâcheuse pour un expérimentateur. La dysenterie étant une inflammation, sa panacée, le calomel, *devait* avoir une action inverse; il *devait* défluxionner, diminuer l'action vasculaire (*to diminish vascular action*). De pareilles conclusions ne sont malheureusement que trop naturelles à l'esprit humain.

VI.

Nous possédons les trois données du problème que nous voulons résoudre : nous connaissons l'action physiologique et l'action thérapeutique du calomel, ainsi que la nature de la

---

[1] Ajoutons que les chiens soumis à l'usage du calomel ne prenaient aucune nourriture depuis le début de l'expérience; tandis qu'Annesley ne dit pas qu'il ait soumis à un jeûne semblable les chiens témoins. Or, personne n'ignore la fluxion qui se produit normalement dans l'estomac, au moment de la digestion.

dysenterie ; il nous est permis maintenant d'aborder la question dont la solution constitue le but de notre mémoire : Quels sont les effets du calomel dans le traitement de la dysenterie ? dans quel cas peut-il être utile ? quelles sont ses indications?

Le calomel est utile dans le traitement de certaines dysenteries, par les deux vertus principales que nous avons étudiées dans lui : l'action purgative et l'action sédative et anti-plastique ; nous allons le prouver.

M. Delioux de Savignac, que nous aimons à citer, car, alors même que nous ne partageons pas sa manière de voir, nous rendons pleinement justice à la valeur de son livre ; M. Delioux de Savignac, disons-nous, étudiant la même question que nous, repousse l'opinion de MM. Bretonneau et Trousseau sur l'action métasyncritique des purgatifs dans la dysenterie. Que ces deux éminents cliniciens aient exagéré en faisant de la métasyncrise la condition à peu près unique de l'utilité de la médication évacuante, nous le croyons ; mais à côté de l'exagération il faut faire la part de la vérité. La théorie qui a été developpée par le professeur Trousseau dans son *Traité de thérapeutique* est trop en rapport avec les lois générales de la physiologie pathologique pour ne pas avoir des présomptions en sa faveur. Substituer à une inflammation spéciale et de mauvaise nature une inflammation franche, n'est-ce pas très-souvent le but de nos efforts, n'est-ce pas un de nos grands moyens de succès ? Pourquoi la dysenterie ferait-elle exception à la règle générale ? S'invétère-t-elle, devient-elle chronique, les heureux résultats de la substitution médicatrice ne sont plus niés par personne. Les irritants, directement injectés dans le gros intestin, vont modifier l'état pathologique de la muqueuse et, après une période d'aggravation toute momentanée, amènent assez souvent la résolution ou du moins une diminution dans l'intensité du mal. C'est là ce que font entre autres les lavements au nitrate d'argent. M. Delioux de Savignac lui-même a, dans des cas pareils, préconisé un lavement à la teinture d'iode, auquel la pratique nous a porté à reconnaître une certaine utilité. Nous savons bien que, dans les fluxions ou les inflammations aiguës, les agents de la substitution doivent être maniés avec beaucoup plus de prudence que dans les inflammations chroniques; mais qu'y a-t-il de plus aigu qu'une ophthalmie purulente? Et cependant le crayon de nitrate d'argent est ici à peu près l'unique remède sur lequel on puisse vraiment compter.

Mais gardons-nous de porter les choses à l'extrême et, sans tomber dans les exagérations surannées de Broussais, craignons de redoubler par une irritation substitutive trop forte l'état fluxionnaire ou l'état inflammatoire de la muqueuse intestinale sur laquelle s'est fixée la dysenterie. Aussi on doit, dans cette maladie, s'abstenir rigoureusement des drastiques, et par le choix d'un purgatif approprié, maintenir l'excitation thérapeutique dans des limites modérées. Cette nécessité paraît plus impérieuse encore quand on considère que les purgatifs sont loin d'être seulement des agents de métasyncrise, et qu'ils possèdent, en outre, des propriétés très-importantes qu'un excès d'irritation produit par eux peut leur enlever. D'où suit le besoin de trouver une substance qui, tout en possédant une vertu suffisante, soit totalement dépourvue des inconvénients à redouter.

Jetons un rapide coup d'œil sur les autres services que la médication purgative est capable de rendre dans la dysenterie.

«L'irritation spéciale, dit M. Dutroulau, qui s'est fixée sur la muqueuse du gros intestin, a pour premier effet d'y faire affluer les liquides, sang et sérosité, et d'y déterminer une sorte d'orgasme des cryptes muqueux[1].» Or les purgatifs auraient pour effet, d'après cet honorable auteur, d'exercer sur les parties atteintes un

[1] *Loc. cit.*, pag. 455.

dégorgement direct. Nous souscrivons, en partie, à cette manière de voir. Il ne faut pas oublier cependant que la plupart des purgatifs agissent plutôt sur l'intestin grêle que sur le gros intestin, et qu'ils produisent ainsi moins un dégorgement direct qu'un dégorgement indirect ou dérivatif. C'est un fait assez bizarre que de voir la dysenterie se fixer sur le gros intestin, à l'exclusion du petit; mais puisqu'il est reconnu qu'un agent anti-fluxionnaire opère surtout quand il porte ses effets sur les organes le plus analogues ou le plus en sympathie avec les organes malades, il devient évident que l'intestin grêle est le lieu d'élection pour les agents anti-fluxionnaires destinés à combattre une fluxion fixée sur le gros intestin.

Ainsi, dégorgement des vaisseaux de l'abdomen et des organes où ils se distribuent, effort dérivatif porté sur l'intestin grêle, voilà un des bénéfices de la médication purgative dans la dysenterie.

Ce n'est pas tout encore, l'expérience démontre que, dans la dysenterie, il existe une constipation énergique, et que l'apparition même spontanée des matières fécales dans les selles, jusque-là uniquement glaireuses et sanguinolentes, est d'un très-bon pronostic. Pourquoi en est-il ainsi [1]? Les lésions de la dysenterie s'opposent-elles au mouvement péristaltique? Nous l'ignorons, mais le fait clinique est là et vient témoigner en faveur des bons effets de la médication évacuante qui, momentanément tout au moins, substitue à la dysenterie une diarrhée artificielle. N'oublions pas d'ajouter que beaucoup de purgatifs amènent une supersécrétion du foie, et que cet organe participant parfois à la maladie, surtout dans les pays chauds, le dégorgement qu'il

[1] Nous avons parlé plus haut de la théorie singulière qu'Annesley avait fondée sur ce fait, et nous l'avons suffisamment combattue pour n'y pas revenir.

éprouve n'est point sans une réelle utilité. Nous sommes sur ce point d'accord avec M. Delioux, qui s'exprime ainsi :

« Les purgatifs sollicitent le mouvement péristaltique, les contractions musculaires des intestins, et rendent un libre cours, d'abord aux matières, bile et excréments, amassées dans leur cavité, puis aux nouveaux produits de sécrétion que leur action dynamique y attire ; en d'autres termes, ils rétablissent les conditions normales de la défécation, ils produisent un afflux de bile et de sérosité, en faisant appel au foie dont ils modèrent l'orgasme, et au réseau vasculaire de la muqueuse qu'ils dégorgent; ils déterminent enfin la diarrhée[1].... »

Il est un dernier effet des purgatifs dans la dysenterie, qui est trop important pour que nous puissions le passer sous silence. La dysenterie n'est pas tout entière, nous l'avons dit, dans les lésions et dans les symptômes qui la manifestent, c'est-à-dire dans l'acte morbide. Cet acte morbide a une cause et provient d'une modification anormale du dynamisme vivant, d'un état morbide. Or, parmi les états morbides qui se subordonnent la dysenterie, il en est un sur lequel on a fait bien des hypothèses et on a écrit bien des erreurs, mais qui n'en existe pas moins. Il plane, pendant la saison chaude, sur la généralité des maladies, et a pour première indication l'emploi de la médication évacuante : c'est l'affection bilieuse, l'état bilieux. Combattre l'état bilieux lié à un si grand nombre de dysenteries, est un des bienfaits que l'on attend de l'administration des purgatifs. C'est le dernier sur lequel nous ayons à appeler l'attention.

Ainsi donc : produire dans l'intestin une excitation modérée qui fasse cesser par métasyncrise l'inflammation dysentérique; dégorger l'intestin grêle, le gros intestin et le foie; rétablir le cours des matières fécales, et enfin combattre l'état morbide bi-

---

[1] *Loc. cit.*, pag. 434.

lieux, tels sont les bons effets que bon nombre de dysenteries ont à attendre de l'emploi des purgatifs.

Et cependant, même quand toutes ces indications existent, une circonstance seule fait que le purgatif ne peut les remplir, et que même, s'il est donné, il est plus nuisible qu'utile. C'est lorsque le purgatif, sortant du rôle d'excitateur modéré de l'intestin, que nous lui avons attribué, devient un irritant violent. L'irritation trop violente peut reconnaître deux causes qui tiennent, soit à la dysenterie elle-même, soit au purgatif. Dans telle dysenterie, l'irritation est trop forte pour employer n'importe quel purgatif; ou bien tel purgatif est trop violent pour convenir à une dysenterie quelconque. Graduer en raison inverse l'intensité excitative du purgatif et l'irritation de la dysenterie, tel est le problème; problème difficile en apparence, facile à résoudre, au contraire, lorsqu'on y réfléchit, car nous possédons le médicament approprié à l'indication. Le calomel est précisément ce purgatif modérément irritant par lui-même, avec lequel on ne doit pas redouter d'accroître l'irritation pathologique à un trop haut degré, et qui d'ailleurs, une fois absorbé et transporté dans le torrent circulatoire, offre encore le bénéfice de son action sédative. Si nous ajoutons que le composé mercuriel est surtout peu irritant à l'égard du gros intestin, comme nos expériences nous l'ont démontré, et qu'il exerce sur le foie (lequel participe assez souvent plus ou moins à la lésion dysentérique) des effets résolutifs, on voit ce médicament entouré d'avantages sérieux qu'on ne saurait méconnaître. Nous ne voulons pas dire par là, — qu'on y prenne garde! — que chaque fois qu'un purgatif est indiqué dans les dysenteries il faille choisir le calomel. Il est des cas dans lesquels celui-ci n'agirait pas mieux qu'un autre évacuant, il en est dans lesquels il agirait moins bien, sans compter même les chances de salivation qui, toutes choses étant égales d'ailleurs, doivent lui faire préférer des agents thérapeutiques dépourvus de cet inconvénient. Mais nous ne craignons pas d'affirmer, comme découlant des considérations qui précèdent, qu'il est des dysenteries où le calomel remplit les indications majeures, où seul même il peut les remplir, et où il doit être choisi à l'exclusion de tout autre remède.

Voilà ce que dit la théorie, voilà l'idée qui a été le point de départ de notre expérimentation. Voyons maintenant ce que nous ont répondu les faits.

Nous croyons pouvoir dire que nos inductions théoriques ont été pleinement confirmées par l'expérience. Il suffit de lire les observations que nous avons rapportées, pour voir que le calomel a justifié notre attente. Si nous résumons en quelques mots les circonstances dominantes dans ces observations, nous verrons que nous étions placé dans l'alternative de reconnaître les indications de l'emploi d'un purgatif, et tout à la fois de craindre de la part de ce purgatif un excès d'irritation. Ainsi, la saison chaude, le caractère bilieux de la plupart des maladies régnantes, la suffusion jaune de la face, l'anorexie, l'enduit de la langue, les bons effets que nous retirions en ce moment-là de la médication évacuante dans la plupart des malades, et spécialement chez un bon nombre de dysentériques déjà guéris ou en convalescence, nous indiquaient que, dans l'espèce, il y avait indication de purger. D'une autre part, la rougeur du pourtour de la langue, le fait de l'adhérence de l'enduit lingual, les selles très-douloureuses, très-peu abondantes et consistant en du sang pur, la chaleur et la fièvre, nous faisaient voir des inconvénients à l'emploi de l'évacuant[1]. Le calomel est venu nous tirer d'embarras, en nous fournissant cet eccoprotique modérément irritant, ce purgatif antiphlogistique

---

[1] Bien entendu, comme nous l'avons dit déjà, que la complication inflammatoire était assez peu prononcée et l'énergie des pulsations assez peu accusée, pour qu'un traitement antiphlogistique immédiat ne fût pas de mise.

qui seul pouvait remplir l'indication sans tomber sous le coup de la contre-indication. Voici, en résumé, ce qui s'est passé :

Durant les premières heures de l'administration du calomel, le nombre et la nature des selles, les coliques, le ténesme ne se sont point modifiés. Mais d'ordinaire, pendant le second jour et quelquefois à la fin du premier, la scène a changé. Les évacuations sont devenues plus copieuses, tout en étant encore fréquentes et douloureuses. Assez souvent même la maladie a pris pendant quelques heures un caractère d'acuité plus grand, et les souffrances et le ténesme ont redoublé. Mais alors est survenu un heureux changement dans la nature des selles. Au mucus et au sang qui étaient rendus auparavant, sont venues se joindre des matières fécales roussâtres. Peu à peu la quantité de l'exsudation sanguinolente a diminué et a été tout à fait remplacée par cette sorte de purée d'une couleur d'herbes cuites, spéciale à la purgation par le calomel. A ce moment, les selles sont devenues moins nombreuses, moins douloureuses et plus abondantes. Le troisième et le quatrième jour, cette amélioration s'est dessinée de plus en plus ; le caractère dysentérique des selles a totalement disparu et les évacuations purgatives sont devenues elles-mêmes moins fréquentes. Le cinquième, le sixième ou le septième jour, tout est rentré dans l'ordre, à moins d'accidents et surtout à moins d'imprudences du malade. Dans les quelques cas où une rechute a eu lieu, elle a été fort peu grave, et les selles ont tenu plutôt du caractère de la diarrhée que de celui de la dysenterie.

En même temps que s'est effectué un tel amendement du côté des excrétions, l'état de l'ensemble des fonctions digestives s'est rapidement amélioré ; la soif a diminué, l'appétit est revenu. Les malades ont parfaitement supporté d'abord une alimentation légère, et puis des mets plus substantiels. L'enduit buccal s'est détaché peu à peu, la langue est devenue nette et a repris sa teinte rosée. Dans les cas peu nombreux où une douleur de l'hypochondre droit, s'irradiant vers l'épaule, nous a porté à penser qu'il existait une légère complication hépatique, ces symptômes n'ont pas survécu à la disparition de ceux de l'intestin.

L'amélioration dans l'état général a coïncidé avec celui de l'état local. La fièvre, lorsqu'elle existait, est promptement tombée; le pouls a perdu sa fréquence sans trop se déprimer; la chaleur âcre de la peau a disparu; enfin, une convalescence franche et prompte s'est établie. Les forces sont vite revenues et les malades sont sortis de l'hôpital au bout de quinze jours ou trois semaines au plus, parfaitement guéris.

Ce résumé nous paraît démontrêr que le calomel a parfaitement rempli notre attente. Dans les cas spécifiés par nous, c'est-à-dire dans ceux où, tout en réclamant la médication purgative, la dysenterie présente une complication d'éréthisme sanguin et d'irritation du tube intestinal qui fait redouter l'emploi de la plupart des autres purgatifs[1], le calomel est vraiment le remède *approprié*. Il ne nous a pas fait payer ses services par des complications fâcheuses; la seule qu'on puisse lui reprocher, c'est la stomatite. Mais cet inconvénient, qui n'est pas sans avoir ses avantages dans l'effort révulsif occasionné par lui, est facile à surveiller et est tout à fait insuffisant pour autoriser à repousser un médicament précieux.

La revue historique que nous avons faite dans les auteurs qui ont manié le calomel, confirme les résultats de notre propre expérimentation. Elle nous permet de constater que ceux-là mêmes qui ont administré empiriquement le proto-chlorure de mercure, et qui ne se sont pas donné la tâche de rechercher les

[1] Ces cas se montrent assez fréquemment dans les dysenteries catarrhales-bilieuses, analogues à celles dont nous avons rapporté des exemples au début de ce travail.

indications de son emploi, sont arrivés, souvent à leur insu, à des conclusions identiques aux nôtres. Pour ne citer que quelques exemples, Pringle, qui au début de sa carrière médicale repoussait le calomel du traitement de la dysenterie, et qui lui préférait de beaucoup la rhubarbe, Pringle, disais-je, revient plus tard sur ses premiers errements et associe le calomel à la rhubarbe, pour rendre plus *douce* l'action de celle-ci. C'est, sans doute, que dans des pays froids, comme l'Allemagne et les Pays-Bas, il se trouve en présence d'une complication inflammatoire, et que la rhubarbe seule irrite trop vivement l'intestin de ses dysentériques. Au moment où éclate en Angleterre la réaction contre l'exclusivisme d'Annesley, le docteur R. Mayne résiste à cette réaction et proclame que le calomel lui a été utile. Mais il ajoute qu'il a employé d'une manière concomitante les saignées et le traitement antiphlogistique, qui ont très-bien réussi, preuve décisive en faveur de la complication inflammatoire dans les dysenteries observées par lui. En France, MM. Erhel et Dutroulau nous disent qu'ils réservent le calomel pour les dysenteries graves. Or, que sont ces dysenteries graves? ce sont celles où il y a de la fièvre, de la chaleur de la peau, où les coliques sont vives, où les selles consistent en du sang pur. Dans ces maladies, l'élément inflammatoire existe au moins à l'état de complication. Enfin, M. Delioux de Savignac lui-même, qui, en clinicien sagace, réagit contre les abus de l'emploi du calomel, dont il a été témoin, arrive cependant à des résultats rapprochés de ceux que nous signalons. Quoiqu'il soit entraîné un peu trop loin par une réaction juste dans son point de départ, et qu'il rabaisse outre mesure peut-être la panacée anglaise, il finit par lui reconnaître des indications, et ces indications existent, pour notre savant confrère, dans les dysenteries inflammatoires.

Il y a donc eu un accord à peu près unanime chez les médecins qui ont manié le calomel dans le traitement de la dysenterie, pour arriver aux mêmes conclusions, et cet accord est d'autant plus important que bon nombre de praticiens y ont souscrit insciemment et emportés par la seule force de l'expérience.

Nous espérons donc avoir justifié la médication que nous avons employée; mais, nous tenons à le répéter, nous ne la préconisons que pour des cas bien classés et bien spécifiés.

Nous repoussons formellement l'usage exclusif du calomel, tel qu'il constitue la méthode dite d'Annesley, et dont on a fait tant d'abus dans l'Inde et en Angleterre. Nous croyons fermement que toute dysenterie, et principalement toute dysenterie à son début, ne réclame pas les purgatifs. Il existe, entre autres, une dysenterie vraiment inflammatoire, où le traitement antiphlogistique est seul de mise, dans la première période du mal tout au moins. Dans une pareille maladie, les purgatifs et même le calomel auraient de graves inconvénients. Ce n'est que plus tard, quand la phlogose a été en partie domptée, que le composé mercuriel pourra, en certaines circonstances, rendre service.

D'une autre part, alors que la médication évacuante est indiquée dès le début de la maladie, il y a des évacuants qui doivent fréquemment être préférés au calomel. Ainsi, il faut imiter fréquemment l'exemple de Stoll, qui choisissait, dans beaucoup de circonstances, les émétiques plutôt que les purgatifs, surtout pour commencer le traitement. Mais quand même les purgatifs constituent l'indication majeure, il en est qui sont, en tel ou tel cas, bien préférables au protochlorure de mercure. Lorsque n'existe pas l'état général d'éréthisme sanguin et l'état local d'irritation que nous avons rencontrés chez les malades dont nous avons relaté les observations, les médicaments de choix sont les purgatifs salins. Ceux-ci n'offrent pas l'inconvénient de produire la stomatite, ils purgent plus vite, plus complètement et plus sûrement; leur action métasyncritique est plus profonde et plus certaine. C'est parce que de telles restrictions ont été méconnues, c'est parce que le calomel a été donné banalement, empiriquement et comme les yeux fermés, dans toute dysenterie; c'est pour ces motifs qu'il a fait, en somme, plus de mal peut-être que de bien. Aussi a-t-il fini par être à peu près abandonné, surtout dans les pays où les excès avaient été les plus considérables.

VII.

Reste maintenant, pour terminer, à justifier le mode d'administration du remède qui nous a paru préférable.

Trois méthodes s'offraient à nous: 1° donner une forte dose en une fois (méthode d'Annesley et d'Amiel); 2° donner une faible dose en plusieurs fois (méthode de Law); 3° enfin, administrer une forte dose d'une manière fractionnée. Nous avons préféré la dernière méthode, et voici pourquoi:

1° La méthode d'Annesley et d'Amiel peut être dangereuse, et surtout infidèle. Lorsque l'intestin est assez vivement irrité, on ignore le degré de sa susceptibilité, et une forte dose de protochlorure de mercure est dans le cas de nuire. Plus souvent cette forte dose est infidèle; c'est là un fait d'observation. Ce que dit Annesley, au commencement du mémoire que nous avons plusieurs fois cité, en faveur des fortes doses de calomel, ne nous a pas convaincu, car dans son argumentation nous n'avons retrouvé que le développement des préoccupations théoriques dont nous avons déjà plusieurs fois démontré la fausseté.

2° La méthode de Law a eu en France un éminent champion, et l'autorité de M. Trousseau, dans les questions de thérapeutique, est de celles qui ne se discutent pas. Aussi avons-nous lu avec la plus grande attention ce qu'écrit à cet égard le professeur de Paris. Nous avons aussi consulté avec fruit, dans le tome XXXI du *Bulletin de thérapeutique*, le chaleureux plaidoyer en faveur de la méthode de Law, où M. Duclos s'est fait l'interprète des idées de M. Trousseau. Conformément à l'opinion de ces deux savants confrères, nous pensons que lorsqu'il s'agit de déterminer la salivation, on doit choisir les doses faibles et réfractées. Nous pensons encore que, pour purger un enfant, de pareilles doses sont d'ordinaire suffisantes et douées d'un effet assez prompt. Mais, en revanche, l'expérience nous a démontré qu'il n'en était pas toujours de même pour les adultes. Chez ceux-ci, nous avons vu la méthode de Law être assez souvent infidèle : la purgation est restée incomplète et la stomatite s'est montrée le fait prédominant. Aussi réservons-nous d'ordinaire les doses faibles et fractionnées de calomel aux cas où il faut déterminer la salivation, et comme purgatif ne les administrons-nous qu'aux enfants.

3° Lorsqu'il s'agit de purger un adulte, nous trouvons meilleur de donner une dose assez forte de calomel fractionnée en plusieurs prises. La purgation est plus rapide, plus sûre et plus complète. Généralement alors les effets évacuants se montrent plus, et la stomatite se montre moins que dans la méthode de Law. Un gramme de calomel divisé en cinq, six ou huit paquets (un paquet chaque trois heures) remplit alors très-bien nos intentions, surtout quand une pareille dose est répétée le lendemain de la même manière. Nous obtenons sans violence des évacuations assez abondantes et prolongées, et la salivation reste modérée. En agissant ainsi, on a tous les avantages de la méthode de Law, avec plus de certitude dans le résultat.

Il va sans dire que lorsque se montre l'indication de l'emploi du calomel, et que cette indication est remplie, il peut en exister d'autres auxquelles on doit avoir égard d'une manière concomitante. Sans prodiguer en même temps des drogues disparates, il faut analyser chaque cas et se demander si, d'autres éléments morbides existant, d'autres médications ne doivent pas être utilisées. Dans les observations que nous avons publiées, nous nous sommes gardé en plusieurs cas de nous en tenir au calomel. C'est ainsi que, lorsque l'éréthisme sanguin est très-prononcé, lorsque le pouls est relevé, alors même qu'on constate l'indication du calomel, l'action antiphlogistique du sel mercuriel serait insuffisante, et il faut débuter par des émissions sanguines générales ou locales. Si c'est l'élément douleur qui est dominant, on le combat primitivement au moyen de l'opium; le sel mercuriel sera ensuite administré, s'il y a lieu. Il est nécessaire, en somme, de toujours prendre pour boussole l'analyse clinique telle que l'ont formulée les cliniciens illustres qui ont donné tant d'éclat à l'École de Montpellier.

Quant au régime, il sera sévère au début. Introduire des aliments dans le tube digestif si violemment perturbé, c'est s'exposer à redoubler les lésions existantes. Plus tard, quand la dysenterie s'amende, une indigestion même légère provoque souvent une rechute. Nous ferons observer cependant que, dans aucune autre médication, nous n'avons pu nourrir nos malades aussi vite que nous avons pu le faire après l'évacuation par le calomel. Au troisième jour généralement, les potages étaient bien supportés, et vers le sixième ou le septième nous administrions sans inconvénient des aliments solides en petite quantité. Les rechutes ont été fort rares et les convalescences rapides.

Toutes les considérations précédentes ont été écrites en vue de l'emploi du calomel dans la dysenterie aiguë; car, ainsi que nous l'avons fait observer en commençant, nous n'avons point recueilli de faits qui témoignent péremptoirement en faveur du calomel dans le traitement de la dysenterie chronique. Nous avons bien vu plusieurs fois la purgation par le calomel faire cesser pendant plusieurs jours les selles dysentériques; mais, excepté dans un cas, les symptômes se sont bientôt reproduits. Nous avons déjà dit que les mauvaises conditions hygiéniques dans lesquelles se trouvaient nos malades, et les graves complications dont la plupart étaient porteurs, atténue le reproche d'impuissance que nous aurions, en ces circonstances, été tenté d'adresser au calomel. Reconnaissons d'ailleurs que les indications spéciales que nous avons assignées à notre médicament, se présentent rarement dans la dysenterie chronique. Il y a plus souvent dans celle-ci faiblesse, qu'excitation et éréthisme sanguin. D'une autre part, l'action métasyncritique du protochlorure de mercure n'est ni assez intense ni assez profonde pour modifier d'une manière durable et décisive une inflammation ancienne et qui a déjà pris, comme on le dit, droit de domicile. D'ailleurs, la médication évacuante, en général, est alors le plus souvent impuissante. Les purgatifs, surtout s'ils sont répétés, affaiblissent le sujet et redoublent l'intensité des lésions intestinales. Un changement d'air, de bonnes conditions hygiéniques, les bains de vapeur, la viande crue, et surtout, en beaucoup de cas, la diète lactée, sont les moyens dont l'expérience nous a révélé l'utilité majeure dans le traitement de la dysenterie chronique.

VIII.

RÉSUMÉ ET CONCLUSIONS.

1° La dysenterie n'est pas constamment de même nature. Semblable en cela à un grand nombre d'autres maladies, elle emprunte à des conditions de climats, de saisons, d'épidémicité, etc., des caractères divers, mais fondamentaux, qui doivent faire varier son traitement *légitime*.

2° Il se présente, surtout dans les climats chauds et dans les saisons chaudes, un nombre considérable de cas de dysenterie aiguë qui réclament en première ligne, et parfois à l'exclusion de toute autre médication, l'emploi des évacuants.

3° Parmi ces dysenteries qui exigent l'emploi des évacuants, il en est qui offrent, d'une manière concomitante, un degré d'éréthisme sanguin et d'irritation gastro-intestinale assez prononcé pour contre-indiquer, momentanément du moins, l'administration de la plupart des purgatifs.

4° Cette variété de dysenterie s'est notamment présentée à notre observation pendant le service d'été que nous avons fait en 1864 à l'hôpital Saint-Éloi. Tandis que le teint jaune des malades, la saleté de la langue, l'anorexie, les nausées, les douleurs de l'hypochondre droit, le bon effet ordinaire des évacuants pendant la constitutiou médicale régnante, nous portaient à administrer les purgatifs; la chaleur de la peau, la fièvre, l'adhérence de l'enduit buccal, la rougeur du pourtour de la langue, la vivacité des douleurs abdominales, la qualité des selles consistant à peu près en du sang pur, nous faisaient craindre d'augmenter par un purgatif l'irritation de l'intestin.

5° La connaissance que nous possédions de la double action purgative et sédative du calomel, — connaissance que nous avons étayée par des expériences faites sur des animaux, — nous a porté à penser que le sel de mercure, vanté d'une manière exclusive par les uns, entièrement dénigré par les autres, était bien le remède *approprié* pour les dysenteries dont nous venons de résumer le signalement.

6° L'expérience clinique est venue vérifier cette hypothèse. Sous l'influence du calomel, après une légère recrudescence des symptômes, laquelle a même assez souvent manqué, nous avons promptement noté: la diminution des coliques et du ténesme, la moindre fréquence des selles, la substitution des selles diarrhéiques verdâtres aux selles dysentériques, la disparition prompte de ces selles diarrhéiques elles-mêmes, le retour de l'appétit et le fonctionnement normal de l'intestin, la cessation prompte de la fièvre, de la chaleur et de la soif, enfin une prompte et durable convalescence.

7o Lorsqu'ont existé en même temps les symptômes d'une participation légère du foie à la maladie, cette complication a très-promptement cédé à notre médication.

8o La stomatite a été le seul inconvénient observé ; mais cet inconvénient, qui en somme s'est toujours montré léger, n'a point été sans trouver une compensation plus ou moins grande dans la révulsion qu'il a déterminée par rapport à la fluxion localisée sur le tube intestinal.

9o Nous avons associé utilement, suivant les circonstances, diverses médications à la médication par le calomel. Ainsi, un excès d'éréthisme sanguin et d'irritation gastro-intestinale nous a obligé à débuter par un traitement antiphlogistique. La prédominance de l'élément douleur nous a porté à donner tout d'abord de l'opium. Ces complications ayant été enlevées, le calomel a eu son succès ordinaire.

10o Toutes les fois donc que, dans une dysenterie aiguë, existe l'indication des évacuants, si, à cause de l'éréthisme sanguin ou nerveux et de l'irritation du tube intestinal, on craint avec raison l'emploi des émétiques et des purgatifs, et à moins qu'on ne constate des symptômes vraiment inflammatoires ou une exaltation trop exagérée de la sensibilité, le calomel est le médicament *approprié* et réussit en qualité de purgatif antiphlogistique.

11o Nous n'avons obtenu aucun avantage bien marqué de l'emploi du calomel dans la dysenterie chronique. Mais nos expériences à cet égard ne sont pas suffisantes ; elles ont d'ailleurs été faites dans de trop mauvaises conditions pour que, si elles ne sont pas affirmatives de la vertu du calomel dans certaines dysenteries chroniques, elles soient négatives. La question doit être réservée.

12o L'administration du calomel en une seule et forte dose (méthode d'Annesley et d'Amiel), ou d'après la méthode dite de Law, nous ayant paru avoir toutes les deux des inconvénients, nous avons cru bon de prendre un moyen terme entre ces méthodes, c'est-à-dire administrer le médicament à dose assez considérable, mais fractionnée (1 gramme de calomel en six paquets ; un paquet chaque trois heures ; répéter la même dose le lendemain de la même manière).

13° Avant nous, on avait certainement beaucoup employé le calomel contre la dysenterie ; mais la plupart des préconisateurs de ce remède, au lieu de rechercher ses indications, avaient cru trouver en lui une panacée. Quant à nous, si nous recommandons énergiquement ce médicament dans les cas de dysenterie que nous avons spécifiés, nous ne le croyons pas utile dans toutes ; nous pensons même que son usage exclusif et empirique devient très-nuisible. Il est formellement contre-indiqué dans la dysenterie vraiment inflammatoire, du moins au début de celle-ci. Il est contre-indiqué au même titre dans la dysenterie que l'on peut appeler nerveuse, parce que l'éréthisme nerveux y est excessif et prédominant. Dans la dysenterie bilieuse simple, il ne vaut pas les autres évacuants, qui agissent plus rapidement, plus complètement et plus sûrement, et qui n'ont pas, en outre, l'inconvénient de produire la stomatite. Dans l'Inde anglaise et même en Angleterre, les médecins ont fait de regrettables abus de leur prétendue panacée ; de là de graves inconvénients origine d'une trop vive réaction. Entre les exagérations d'Annesley et celles de Morehead, il y a place pour un juste milieu. Ce juste milieu, nous espérons l'avoir gardé.

Extrait du MONTPELLIER MÉDICAL. — Février, Mars et Mai 1865.

Montpellier. — Typogr. BOEHM et FILS.

www.ingramcontent.com/pod-product-compliance
Ingram Content Group UK Ltd.
Pitfield, Milton Keynes, MK11 3LW, UK
UKHW021218230726
13926UKWH00003B/1095